このサプリ大丈夫？
と一度でも思ったら読む

# サプリメントの正体

【新版】

田村忠司



東洋経済新報社

# まえがき

みなさんは今、サプリメントを飲んでいますか？

そのサプリメントを飲んで、思ったような効果を得ることができていますか？

厚生労働省の２０１９年国民生活基礎調査によると、日本人男性の21・７％、女性の28・３％が、サプリメントや健康食品を利用しているそうです。

ただし、この調査には20歳未満も含まれているので、成人だけに限ればもっと割合は多く、50代の女性ではなんと４割近くが利用しているといいます。

その他の民間の調査では、もっとサプリメントを利用している方の割合が大きなものもあります。

日本人は、すっかりサプリメントが大好きな国民になってしまったようです。

リモートワークやＳＮＳの普及、生成型ＡＩなどの目を見張るような発達で、私たちの暮らしは一層便利になりました。サプリメントについても、一人一人が入手できる情報の量は飛躍的に増えています。

しかしその結果はどうでしょうか。せっかく購入したサプリメントで、期待していた効果が得られずにがっかりする人も少なくないようです。

効果が得られないどころか、健康になるために飲んだサプリメントが原因で体にダメージを受けてしまうこともあります。最近ではサプリメントによって命を落とす人が出るという悲しい事件も起こりました。

私の会社では医療機関専門にサプリメントをお届けしていますが、栄養指導に熱心な医師・歯科医師の先生方からは「自己判断でがんばってサプリメントを摂っている人ほど、健康状態は良くないね」という話をお聞きします。

こんなに情報があふれているのに、どうして正しいサプリメント選びが難しいのか？

どうしたら、健康に役立つ正しい選択をみなさんにしてもらえるのだろうか？

健康に生きていくために役立つ、サプリメントとの付き合い方を改めてお伝えしたいと考えたのが、この本を執筆する動機となりました。

今やサプリメントの市場は「1兆円」を超えているといいます。

この1兆円がすべて無駄とはいいませんが、こうした大きな金額が農業や漁業に振り向けられたら、どんなに良いだろうと思わずにいられません。

やみくもにサプリメントに頼る前に、良い食材や調味料を選び、身体が求める栄養素をしっかり食べてもらいたい。

サプリメント・メーカーを経営する立場ではありますが、それが私の本心からの願いです。

とはいえ「それでもやっぱりサプリメントを飲みたい。何を選べばいいか知りたい」という方が大勢いらっしゃることも理解しています。

忙しい日々の中で、毎日理想的な食事を摂るのが難しいという人も多いと思います。

そこで、本書では「良いサプリメントはどう選べば良いのか？」「ダメなサプリメントをどうふるい落とせば良いのか？」を整理してまとめることにしました。

○健康に役立つと話題の成分やサプリメントは本当に摂る価値があるのか？
○自分の健康上の悩みを解決するにはどうしたら良いのか？
○良いサプリメントと、ダメなサプリメントを見分けるポイントは？
○良いサプリメントを手に入れる方法は？
○信頼できるアドバイスを得るための方法は？
○そもそも、なぜ不誠実なサプリメントがまん延しているのか？

**○結局どうすれば、健康にイキイキと過ごせるのか?**

など、サプリメント難民の方に役立つ情報をお届けしていきたいと思います。

医療の発達によって100歳まで生きることがめずらしくない今、一人一人が自分の健康に関心を持つのは素晴らしいことです。

そしてサプリメントは健康に過ごすための便利なツールです。ただしそれは「正しく選んで、正しく使う限り」においてです。

みなさんが、何よりも大切な自分自身の健康を手に入れ、お金を有効に活用できるように、本書は「しっかり判断できるサプリメント選びの土台」を提供したいと思っています。ぜひ興味のある部分からお読みになって、活用してください。

＊本書は単行本、および文庫本として発行された『サプリメントの正体』を改訂し、新しい情報を盛り込んで再編集したものです。

＊本書の内容をもとに、自己判断で病気の治療をされるのは大変危険です。必ず栄養療法に詳しい医療機関にご相談ください。

序章

# アラフィフ女性Tさんのサプリメント事情

## 飲むだけ損するサプリメントをぶった斬る――24

# 第1章

# あなたの知らないサプリメントの正体

第2章

# 損しない、サプリメントの賢い選び方、付き合い方

第3章

# 何をどう飲めばいいのか
# ――サプリメントのトリセツ

第4章

# お悩み・症状別栄養素の摂り方

第5章

# 一番大事な身体の仕組みとサプリメントとの付き合い方

## ⑫サバイバルのための栄養 234

序章

# アラフィフ女性Tさんのサプリメント事情

## 飲むだけ損するサプリメントをぶった斬る

Tさんは48歳の女性。美容と健康のために毎日数種類のサプリメントとプロテインを摂取しているといいます。

そのラインナップは以下の通りです。

**【毎日飲むもの】**

・ナットウキナーゼのサプリメント
・グルコサミン
・ホエイプロテイン

しかし、これらのサプリメントが本当にTさんを健康にしてくれているのでしょうか。残念ながら私には「飲んでもあまり意味がない」「飲めば飲むほど健康から遠ざかるかもしれない」としか思えないのです。

以下、一つ一つ見ていきましょう。

## ナットウキナーゼ

**【Tさんの選択理由】**

納豆の成分であるナットウキナーゼは血液をサラサラにしてコレステロールを下げるというから数年前から飲み始めました。

私はもともと若い頃からコレステロールが高めなのですが、年齢とともに少しずつ高くなってきているんですよね。

お医者さんにも、「もうそろそろ薬を飲んだ方がいい」といわれているんだけど、薬を飲む前にサプリメントでなんとかしたいんです。

祖父と従姉妹が脳卒中になったので、私もリスクがあると思っていて、その予防のつもりもあります。

## 【田村の見解】
## 納豆を食べれば済むのでは？

確かに、ナットウキナーゼには血流を良くして脳梗塞や心筋梗塞のリスクを低減するという報告があります。だからTさんの選択は間違っていないとは思います。

ただ、**「わざわざサプリメントを摂取しなくても、納豆を食べればいいのでは？」**というのが私の率直な感想です。

納豆にはサプリメントの量には及ばないかもしれませんが、当然、ナットウキナーゼがしっかり含まれています。

それに納豆を食べるとナットウキナーゼのサプリメントにはない「良いこと」が二

つ、付いてきます。

一つめは**たんぱく質が摂れること**です。

たんぱく質はどの年代でも欠かせない栄養素です。厚生労働省の「日本人の食事摂取基準（2020年版）」によれば、たんぱく質の推奨量は成人女性の場合50g、成人男性は60〜65gです。

納豆1パックで7〜8gのたんぱく質が摂れます。Tさんの場合、1食で摂りたいたんぱく量を17gと考えると、納豆だけで半分近いたんぱく質が摂取できることになります。

## 「納豆ごはん」は最強の組み合わせ！

納豆は、ごはんと食べ合わせることで大きな相乗効果が得られます。**大豆にお米のたんぱく質がプラスされる**からです。

「お米は糖質ではないの？」と思われるかもしれませんが、お米にもたんぱく質は含まれています。お米のたんぱく質は肉や魚ほど多くはないけれど、お茶碗一杯で、4g程度は含まれていますので、日本人はそれなりの量のたんぱく質をお米から摂取しています。

たんぱく質を構成する要素であるアミノ酸の中には、体内で合成できないアミノ酸が9種類あり、これを「必須アミノ酸」と呼びます。

この**必須アミノ酸がバランス良く含まれているかどうかを示す指標が「アミノ酸スコア」です。**このスコアが高いほど「良質のたんぱく質」とされます。大豆のたんぱく質はこのアミノ酸のバランススコアが100と高いのですが、お米のたんぱく質も、必須アミノ酸のバランスが良くてかなり良質です。

ごはんはパンやパスタの原料になる小麦などと比べて、良質のたんぱく質が摂れる主食といえるのです。

しかしお米には必須アミノ酸の中の「リジン」が少ないという弱点があります。

一方、納豆（大豆）にはこのリジンが豊富です。逆に大豆に少ない「メチオニン」はお米に豊富に含まれています。

つまり「納豆」と「ごはん」を組み合わせることでアミノ酸のバランスが完ぺきになるのです。

それを考えると**「納豆ごはん」はすばらしい食事**だといえます。

## 納豆菌、イソフラボン……納豆の栄養パワーはすごい

ナットウキナーゼを納豆で摂ることのメリットの二つめは**「たんぱく質以外にもさまざまな栄養素が摂取できる」**という点です。

納豆にはよく知られるように「納豆菌」が含まれています。納豆菌は腸の善玉菌を増やすことで腸内環境を良好にしてくれます。

さらに大豆にはイソフラボンも豊富。イソフラボンは女性ホルモン・エストロゲンに似た働きをすることで、肌や髪などの若々しさを保つ作用があります。

ほかにも大豆にはビタミン$B_1$、ビタミン$B_2$、ナイアシン、ビタミンE、ビタミンK、葉酸、カリウム、マグネシウム、カルシウム、リン、鉄、食物繊維など、さまざまな栄養が含まれています。

ナットウキナーゼを単体で摂るよりも、納豆を食べることでこんなにもたくさん利点があるのです。

## コレステロールは生活習慣の改善で下げるのが本道

Tさんはコレステロール値が高いことを気にしていて、脳梗塞、脳卒中などを予防するためにこのナットウキナーゼを飲んでいるとのことでした。

しかしコレステロールを下げたいのであれば、まず**すべきことは食事に気をつけて**

**運動をすること**です。

糖質の摂りすぎに注意して、ビタミンCや食物繊維を多く摂るようにし、少し息が上がる程度の運動に取り組むことによって、コレステロールの値を良い状態に保ちましょう（197ページ参照）。

以上、総合的に見た結論としては、**高いお金を払ってナットウキナーゼのサプリメントを買うより、食生活に納豆を取り入れる方が断然メリットが大きい**ということになります。

もちろん、納豆が大嫌いでどうしても食べられないという人はサプリメントに頼るのもありだとは思いますが……。

## グルコサミン

**【Tさんの選択理由】**

私は座り仕事なのですが、職場環境的に足場が狭くて、足が伸ばしにくいんです。そのせいか、立ち上がるときや階段を上るときなどに膝の痛みを感じるようになりました。最近ジムに通い始めたのですが、機械で足の筋トレをすると痛いときもあります。

でも病院に行くほどではないから、サプリメントで改善したらいいなと思って飲んでいます。グルコサミンのサプリメントはテレビＣＭでよく見るし、膝をいい状態に持って行ってくれるんですよね？　まだ目に見える効果は出ていないけど今後に期待しています。

**【田村の見解】**

**摂取するなら必ず成分チェックを！**

グルコサミンは関節の軟骨を構成する物質です。体内でも作られる成分ですが、「年齢とともに合成力が落ちていくから外から補いましょう」というのがこのサプリメントのコンセプトです。

サプリメントに使われている「グルコサミン」は多くの場合、カニやエビの殻を塩酸処理して作られたグルコサミンです。

これらは人間の体内にあるグルコサミン（N-アセチルグルコサミン）とは異なるため、摂取した後に、人間の体内にあるグルコサミンに変換される割合がどのくらいなのか、よくわかっていません。

グルコサミンを摂取するなら、**最初から体内の分子と同じ「N-アセチルグルコサミン」で作られたものを選ぶ方が効率的**です。

カニやエビの殻を微生物発酵させて作る「N−アセチルグルコサミン」を原料に作られたサプリメントは市販されていますので、使うのならそちらをおすすめしたいと思います。

ただ、これを原料に使っている会社は残念ながら多くありません。というのも、この成分は値段が高いのと、ちょっと生臭いという欠点があるからです。大量宣伝・大量販売のメーカーさんには好まれないのかもしれません。

## グルコサミンサプリの重大な問題点とは

このグルコサミン系のサプリメントについて、**私がもっとも問題だと思うのは、膝の痛みが「手遅れ」になりかねないこと**です。

お付き合いのあるドクターがよくこぼしているのですが、こうしたサプリメントを飲んで様子を見ている間に時間が経過してしまい、「手遅れ」になる患者さんが後を絶たないそうです。

膝の痛みが出たときに、こうしたサプリメントを飲む。ところが症状が改善せず、半年、1年たって、お医者さんを受診したときには重症化しているというケースが多いというのです。

「もう半年でも数カ月でも早く来てくれていれば……」

「痛みが出たときにサプリメントだけに頼らないで、すぐ来てくれればもっとできることがあったのに」

そういって悔しがっておられるのです。

本当に軟骨が壊れた場合は、栄養云々の話ではなくなります。

軟骨が壊れることによって起こる膝の痛みはヒアルロン酸の注射などで抑えたり、適宜、運動指導、ダイエット指導、最近では多血小板血漿《けっしょう》（ＰＲＰ）治療などで対処し、場合によっては外科的な処置などを組み込んでいくことになります。

その場合、ちゃんと早いうちに適切な処置をすれば痛みはかなり軽減できるといいます。

**グルコサミンでなんとかなるのは、初期段階の、ちょっと違和感があるくらいの頃、あるいは予防措置として**、です。

Tさんも軽いとはいえ膝の痛みを感じ始めているわけですから、サプリメントだけに頼っている段階ではありません。「自己判断でサプリメントを飲んで手遅れになってしまう」ケースに陥ってしまっているかもしれません。

膝の痛みは、太ももの筋肉の衰えが原因で起こっているケースも多いそうです。その場合は「太ももの筋トレ」が本質的な対応策になりますので、やはり早めに取り組むことに意味があります。

Tさんはジムに通い始めたそうなので、最適なトレーニングで膝の状況が改善する可能性もあります。

いずれにしても、自己判断せず、**ぜひ早いタイミングで整形外科など専門の医療機関を受診していただきたい**と思います。

## ホエイプロテイン

### 【Tさんの選択理由】

私は朝ごはんを食べないし、お昼は職場でパンとかおにぎりとか簡単なものになってしまうので、たんぱく質が足りないと思うんですよね。だから飲むようになりました。プロテインはお肌や髪の毛にも良いといいますしね。

お昼の後、ちょっと小腹が空いた3時頃、おやつ代わりに飲むことが多いですね。結構お腹が満たされて、余計な間食をしなくていいのでヘルシーだと思います。

ジムで定期的に運動をしているので、プロテインを飲むことで筋肉が付くことも期待しています。

### 【田村の見解】

### プロテインを飲むなら「内容」をよく吟味して

プロテインはサプリメントというよりも食事の置き換えの位置づけですが、飲んでいる人が多いのでここで取り上げさせていただきます。

たんぱく質は重要な栄養素ですから、不足しないようしっかり摂取する必要があります。

私の意見としてはまずは肉や魚、大豆などで食事としてたんぱく質を摂ってほしいのですが、さまざまな事情でそれが難しい人、手っ取り早くたんぱく質を補給したい人もいるでしょう。その場合はプロテインの摂取も有効だと思います。

ただ、気になることが二つあります。

一つめは、**アレルギーの問題**です。**プロテインの原料にご自身のアレルギーにかか**

**わるものが使われていないことを確認して選ぶようにしてください。**遅発型アレルギーのように、食べた後、しばらく時間が経過してから体調が悪くなるものもあります。プロテインを飲んで半日から一日くらい観察して、不調（だるくなったり、頭痛がしたり、お通じの問題が起きたり）があればアレルギーの可能性があるので摂取を控えるのが安全です。

Tさんはホエイプロテインをお使いとのことでしたので、牛乳にアレルギーがあるようなら、大豆由来など他の素材のプロテインに変えることを検討してください。

また、納豆のところでお話ししたように、大豆のたんぱく質の弱点は必須アミノ酸の一種・メチオニンが少ないという点です。メチオニンを添加してある大豆原料のプロテインであれば、弱点を補うことができます。

二つめは**市販のプロテインは添加物が多い**ということです。

特に甘味をつけるために人工甘味料（アスパルテーム、アセスルファムK、スクラロース、ネオテームなど）が使われているものが多くあります。

せっかく健康のためにプロテインを摂っているのに、人工甘味料入りのものを飲んでしまったら、意味がないというのが私の意見です。

しかしながら市販のプロテインは、その多くが人工甘味料入りです。確認したところ、Tさんの飲んでいるプロテインにもしっかり人工甘味料のスクラロースとアセスルファムKが使われていました。

買うときは必ず原料をチェックして、**人工甘味料が入っていたら「これは自分には縁のないものだな」と考えて棚に戻しましょう。**

人工甘味料の入っていないプロテインは多くはありませんが、探せば販売されています。

## 正解は「糖質」の入っているプロテイン

プロテインに人工甘味料が使われる理由は、

①甘みをつけて美味しくする

②糖質を減らして体重減に役立つように見せかける

③コスト削減（合成甘味料は少量で良いので、安くできる）

というところでしょう。

③は論外として、砂糖などの糖質が入っていると「糖質を摂ったら、ダイエットにマイナス」と敬遠する人が多いことが、人工甘味料がプロテインに使われる理由なのだろうと推測できます。

でも実は、**砂糖（糖質）が含まれているプロテインの方がおすすめ**なのです。

Tさんもそうですが、プロテインは筋力アップを目指して飲む人も多いと思います。その場合、たんぱく質と糖質を同時に摂ることが、効率良く筋肉を増強することにつながるのです。

**筋力アップを狙うならプロテイン摂取に適したタイミングは「運動直後」、できれば30分以内**です。

運動直後の体は、筋肉の運動によって消耗した糖質を再チャージしようとします。この際、食事で糖質が補われないと、せっかく摂ったたんぱく質や筋肉のアミノ酸をブドウ糖に変換してしまうのです。そうすると、運動したのに、筋肉の増強にはなかなかつながらなくなってしまいます。

これを防ぐには、**運動直後にたんぱく質と糖質を同時に摂取するのが正解**です。Tさんも筋力アップを目指してプロテインを飲んでいるとのことですが、それならば3時ではなく、ジムに行って運動した直後に飲んでください。

プロテインにこだわらなくても、「おにぎりとゆで卵」でもいいと思います。

以上、Tさんのサプリメント事情を見てきました。Tさんが健康に気をつけていらっしゃるのはよく理解できます。

しかし**あまり意味がなかったり、逆に健康から遠ざかる結果**になったりしてしまっていることがおわかりいただけたのではないでしょうか。

今時は多くの方が気軽にサプリメントを飲んでいます。それは、売られているサプリメントの「正体」がどんなものかご存知ないからでしょう。

しかし、ひとたび内情を知ったら、サプリメントに対する見方が大きく変わると思います。

次の章では、サプリメントを飲む前に知っておいてほしい「もっと怖い」サプリメントの実態をお伝えします。

第1章

# あなたの知らないサプリメントの正体

# そのサプリメント、飲んでも大丈夫ですか？

## 市販のサプリメントは問題のある商品がまん延？

現在売られているサプリメントは、**良いものもある一方で、問題のある商品もきわめて多いという現状があります。**

東京都が行った「令和5年度健康食品試買調査（令和6年3月26日公表）」によれば、健康食品売り場などで購入した製品では**44品目中26品目**に、またインターネット通信販売で購入した製品では**81品目中79品目に、不適正な表示・広告が見られた**そうです。

この調査は近年、毎年行われていますが、毎回このような高い割合で製品表示や広告に法令違反（または違反の疑い）が出ています。

こうした状況は、サプリメントを製造する工場の状況からもうかがい知ることができます。

なかなか正確な数字は把握できないのですが、複数の業界関係者に尋ねてみると、現在日本国内にサプリメントを作っている工場は、４０００～５０００カ所あるようです。

このうち、「ＧＭＰ」という、医薬品レベルに準じた管理基準でサプリメントを製造している工場は、２０２０年2月26日時点で5％程度にあたる「１７７社２０６工場」（『健康産業新聞』２０２０年3月28日記事）と、少数派にすぎません（厚生労働省では、**ＧＭＰの工場で作られているかどうかをサプリメント選びの目安にするように**呼びかけています。また、２０２４年春に話題になった紅麹サプリメントの利用者の死亡事故により、今後はＧＭＰ取得工場でのサプリメント製造が、一層進んでいく可能性が高いと考えられます）。

ＧＭＰに対応していない工場の中にも、しっかり製造しているところはあると思いますが、**これだけ認証を受けている割合が少ない現実を見ると、信頼できるサプリメントを選ぶのは、やはり難しいと感じざるをえません。**

## 飲んでも溶けない、錠剤・カプセル

ある大手企業がサプリメント事業に新規参入したいということで、打ち合わせしたことがありました。その企業では市場調査として、市販のサプリメントをいくつか買ってきて、二つのことを調べたそうです。

一つはパッケージ（表示）に記載されている通りの栄養素が確かに含まれているかどうか。

もう一つは「崩壊試験」といって、そのサプリメントが胃の中に入ったときに溶けて崩れるかどうかを調べるものです。サプリメントも医薬品も、胃の中で溶けなければば吸収できません。医薬品は溶けるスピードの基準がきちんと設けられていますが、サプリメントは食品扱いのため、そのような基準がないのです。

結果はどうだったでしょうか。

まず栄養素ですが、**記載通りに入っている方が珍しいくらいで、多くが記載の値以下だった**そうです。

また崩壊試験の方はというと、待てど暮らせど溶けないものがいっぱいあったそうです。固めるための添加物、賦形剤《ふけい》を大量に入れて、しっかり固めてしまっているからでしょう。

令和元年8月1日に独立行政法人国民生活センターが発表した調査でもそのことが裏付けられます。

この調査によると、錠剤・カプセル状の健康食品を購入し、崩壊性を確かめるテストを行ったところ、100種類のサプリメントのうち、42種類は既定の時間内に崩壊しなかったそうです。つまり、42％のサプリメントはせっかく飲んでも、きちんと胃で溶けず、吸収されない可能性があることになります。
飲んでも溶けないサプリメントがこんなに多いとは、報道資料を読んだ際にビックリしました。

**栄養素がパッケージの記載通りに含まれておらず、その「少ない栄養素」さえも溶けないので吸収されないというのはジョークにもなりません。**

こういう結果が出ることは私にはうすうす想像がついていましたが、事情をご存知ない方にとっては衝撃的だったようです。
「いやぁ、すごい業界なんですね……」と言葉を失っておられました。

## 「個人の体験談」がちりばめられた宣伝は信用できない

「末期ガンでもあきらめないで！」

「3カ月でラクラク20kgやせた！」

「ついに見つかった、南米の秘薬があなたの人生を救う！」

サプリメントの宣伝広告には往々にしてオーバートーク、派手なうたい文句が見受けられます。

なぜこのような状況が生まれているのでしょうか。

サプリメントは医薬品と違い、「食品」の一種であるため、科学的根拠（エビデンス）に乏しいのです。特に特定の商品を用いた臨床試験はほとんど行われていません。

そのため、このような大げさなうたい文句や体験談でアピールする宣伝が目につくのです。

個人の体験談はエビデンスでも何でもないし、本当にその人がそのサプリメントだけで改善したのか、誰にもわかりません。

一般の方が自己判断で使用することについて、**特に私が危惧しているのはハーブ系のサプリメント**です。いろいろな症状に有効なハーブは、その成分が化学的に医薬品と似た働きを持っていたり、医薬品の働きに影響を与えたりする可能性が高いからです。

たとえばうつに効くといわれるセントジョーンズ・ワート。これは薬物を代謝する酵素に影響を与え、医薬品の効果を強めたり、弱めたりする可能性があります。

またコレステロールを下げるという紅麹エキス。死亡事故を起こしたことで記憶に新しい成分ですが、これは効果を発揮する仕組みが処方薬である「スタチン剤」と同じです。お医者さんにかかって薬を飲んでいる人が、自己判断でこれらのサプリメントを飲んだら、医薬品との相互作用が起きてしまう怖さがあるのです。

さらにこうしたハーブ系や特殊な効果を持つ素材は、副作用の情報が少ないため、**素人判断で大量に摂取するとどんなリスクがあるのかわかりません**。サプリメントが健康を作るどころか、より不健康に導いてしまう恐れもあるわけです。

## サプリメントがアレルギーの原因になることも

「食事に気をつけて病院にも通っているのに、いっこうに体調が良くならない」
そういう方は、もしかすると、**原因がサプリメントにあるかもしれません。**その賦形剤
サプリメントを作る際には粉を固めるための「賦形剤」が使われます。その賦形剤
としてよく用いられるものに「乳糖」があります。これは加工する側にとって非常に
扱いやすい素材です。サラサラとしていて機械の中で詰まりにくく、圧力をかけると
しっかり固まってくれるからです。

ところがこの乳糖は日本人に多い「乳糖不耐症」の方が摂ると、お腹の調子が悪く
なりますし、乳製品にアレルギーがある人にとってはアレルゲンとなります。

序章でも少し触れましたが**「遅発型フードアレルギー」**というものがあります。こ
れは、**飲んですぐに症状が出るのではなく、数時間後、あるいは半日ほどしてから症**

**状が出るアレルギーのことです。** このため、本当は乳製品を摂るべきではないのに、気づいていない人も結構多いのです。

乳糖不耐症の人や、乳製品に対してアレルギーを持つ人が、乳糖で固めたサプリメントを飲んだら、健康を害することになってしまいます。

自分がどのような食材に対して、遅発型フードアレルギーがあるかを正確に知るには、専門の検査を受ける必要があります。

ただ、それなりの費用がかかりますので、もし、遅発型フードアレルギーの可能性があると思ったら、まずは食事を毎回スマホや携帯電話のカメラなどで撮影してみてください。そして頭痛がする、だるい、肌荒れが出るなどの症状が出たとき、2食前、3食前に何を食べたかをチェックしてみるといいと思います。

## 大々的に宣伝をしている サプリメントほど要注意な理由

### 「うちの工場では、そのサプリは誰も飲みません」

この業界に身を置いていると、**サプリメントを製造する「メーカー」が、どれだけサプリメントを理解して作っているのか、疑問に思う**ことがあります。

原料には何を使って、どのくらい配合して、どうやって作るかを決めることを「設計」といいますが、サプリメントの設計がわかっている人はあまり多くないという現状があります。中には専門家がほとんどいない「メーカー」もあります。

サプリメントの設計を知らない「メーカー」（本当は単なる企画会社）がどうやってサプリメントを作るのかというと、生産委託先の工場に「最近、○○という成分が流行っているらしいから、それを使って小売価格3000円くらいのものをお願いします」といったレベルの発注を行うわけです。

受注する工場の方も心得たもので、そのオーダーでちゃんとそれらしいものを仕上げてくれます。

私があるサプリメントの生産工場の方と会って話していたときのことです。

ちょっとしたお愛想のつもりで「いろいろなサプリメントをタダで飲めていいですね」といったら、その方の表情が曇りました。

「まさか……。何が入っているか、知っているんですよ。そんなものを飲むわけないじゃないですか」

一瞬驚きましたが、「やはり……」という気持ちもありました。**サプリメント工場の人が飲まない、飲みたくないというサプリメントを、あなたはお金を払って飲みたいですか？**

## テレビ通販で買ってはいけない理由

テレビ通販、ネット通販では、サプリメントの販売合戦が華やかに繰り広げられています。

しかし**サプリメントは実際にパッケージの表示を見ないと、いいものか、悪いものかの判断ができません。**

パッケージの見方については第2章で述べますが、「どんな成分がどれだけ入っているか」という「原材料表示」が、消費者にとってもっとも大事な情報源です。ところがテレビやインターネットで原材料表示を公開しているところはなかなかありません。**パッケージが見られない状況でサプリメントを買うのは、目隠しして歩くようなもの**です。

テレビ通販は、原価構造も驚きです。これは私が関係者の方から聞いた話なので、すべてのテレビ通販でこうなっているというわけではないでしょうが、**製品の売上のうち、テレビ局が６割を取り、さらにその番組を企画した企画会社が残りの半分を持っていくそうです。**

たとえば１万円のサプリメントであれば、６０００円がテレビ局、その残り４０００円の半分の２０００円が企画会社の取り分です。残り、つまりメーカーの取り分は２０００円となります。となると、原価はいくらかけられるでしょうか。

さらに、大々的に番組を放送して、いざ電話してみたら「品切れ」では困るというので「欠品は絶対にＮＧ」ということが多く、「最低でも一万本は用意してください」などと大きなロット数を要求されます。しかも売れ残った分はメーカー持ちです。そうなると、メーカーとしては、たとえ売れ残っても赤字にならないように原価を落とすしかありません。

**こんな条件では、１万円の商品価格に対して、原価は数百円しかかけられない**でしょう。

ちなみに私がここで申し上げているのは、サプリメントについての話です。たとえば健康器具などは、商品数が出れば出るほど安く提供できるでしょうから、テレビ通販で大規模に売るメリットはあると思います。

機械や道具は開発費がコストの大きな部分を占めますので、たくさん製造するほど安くなりますが、サプリメントは原材料にかかる費用が大きいので、大量に製造しても機械のような大幅な費用圧縮が難しいのです。

テレビ通販でも有名な某サプリメント・メーカーの営業担当の方にお目にかかったことがあるのですが、その方は**「うちの製品は品質がいまいちだから、お金を投入してマーケティングしなきゃならないんです」**とおっしゃったのです。

私は唖然として、返す言葉もありませんでした。**大量にCMを流していて、名前を出せばどなたもご存知であろう、あのサプリメント・メーカー**です。

もちろん、こんなメーカーばかりではないと思います。「うちは赤字覚悟で１万円のサプリメントに6000円分の原料を使っている」という志のあるメーカーさんもあるかもしれません。しかし多くのメーカーはそうではないでしょう。

そういったことを総合的に考えると、テレビや雑誌などで派手に大規模な広告を打っているサプリメントは、おすすめできないといわざるを得ません。

## ネットワークビジネスのサプリメントは本当に優れているのか

ネットワークビジネス（MLM：マルチレベルマーケティング）でもサプリメントを取り扱う会社が多くあります。

どの会社も「わが社のサプリメントは他社に比べて非常に高品質です」と、PRや勧誘に余念がありません。

ネットワークビジネスにかかわる方は、「メーカーから直接、消費者に商品を届けるため、流通コスト、広告費用がかからない」と主張します。その分、高品質のものをリーズナブルに提供できるというわけです。

しかし、よく考えてみてください。流通コストがかからないといいますが、ディストリビューター（会員）には「報酬」が支払われています。**ディストリビューター自身が「中間流通業者」なわけです。**

それであれば、普通に店舗販売するのと同じように、流通コストが発生していることになります。

しかも、どのネットワークビジネスも「うちは他社よりコミッション（報酬）が高いから有利」といって会員を誘い合っています。これは、**「うちは他社より流通コストが高いですよ」と宣言しているのと同じこと**です。

実際にネットワークビジネスのサプリメントを取り寄せて研究したこともありますが、**私が自分で使ってみたくなるような、費用対効果の高いものは特にありませんでした。**

## 開発者として首をかしげたくなるサプリメント

### サプリメントには多くの添加物が使われている

世の中のサプリメントには、開発者の目線から見ると、**「こんなに添加物を使わなくてもいいのに？」と、首をかしげたくなるような設計のものがあります。**場合によっては粒のカサを増やすだけの目的（増量剤）で、添加物を使っているメーカーもあり、粒の半分以上、時には9割以上が添加物でできているサプリメントもあります。

**添加物を複数使用するとリスクも発生**します。ご存知の方もいらっしゃるかもしれませんが、清涼飲料水などに含まれるビタミンCと保存料の安息香酸《あんそくこうさん》。この二つが反応すると人体にとって有害な物質であるベンゼンが発生する可能性があると指摘されています。

**このように組み合わせや量によっては有害性が疑われるものもある**のです。

確かに添加物をまったく使わずにサプリメントを作ることは困難です。錠剤をまとめるため、機械の中をサラサラとスムーズに流れやすくするため、苦味などのまずい味をカバーするため、形を整えやすくするため、保存するため、さまざまな目的のためにある程度の添加物は必要です。

「添加物ゼロ」と主張しているメーカーもありますが、実際にサプリメントを製造している私たちからすれば「それはないでしょう」と思わず突っ込みたくなります。

添加物を一切使わずにサプリメントを作ろうとすると、機械に粉が詰まる、材料が均一に充填できない、固まらない、吸湿による品質劣化などの問題が出てきます。第一、カプセル自体も添加物です。

添加物ゼロというのは実現不可能ではないでしょうが、現実にはきわめて困難です。

とはいえ、**やむを得ず添加物を使う場合には、不要なものは加えず、できるだけ体に害のないものを選んで使うべき**です。

必要以外の添加物は極力使用せず、やむを得ず使用する場合でも、食品に近く、安全性の高いもの（できれば摂取することが体のプラスになるもの）を選び、的確に表示するというルールを徹底し、使用した理由を堂々と説明すべきだと考えます。

サプリメントを作る上で、最低限必要な添加物は次の通りです。

・粉の流動性を上げ、原料を均一に混ざりやすくし、機械の中で詰まりにくくするもの➡ハードカプセル、タブレットの製造に必要

・粉を固めるもの➡タブレットの製造に必要

・カプセルの素材➡ゼラチン、グリセリン、セルロース、プルラン、ＨＰＭＣなど

**これ以外の添加物（増量剤、着色料、甘味料、香料、保存料など）は、使わなくて**

**もサプリメントを作ることが可能**です。しかし技術のない工場で作る場合や、サプリメント素材のまずい味をごまかしたい、とにかく賞味期限を長くして、販売ロスをなくしたいなどの思惑があると、それだけ多くの添加物を使うことになります。

## 人工甘味料に注意

特に私が気になるのは、**液状、ドリンクタイプの健康食品の添加物**です。ドリンクタイプにするためには、味を調《ととの》える必要があり、腐らせない工夫もしないといけません。そこで**本来は必要のない人工甘味料や香料、保存料が使われやすい**のです。

合成甘味料にもいろいろありますが、アスパルテーム、ネオテーム、アセスルファムK、スクラロースなどはあまりおすすめできません。さまざまな情報を総合すると、身体への悪影響が心配だからです。

ブドウ糖、キシリトール、ソルビトール、マルチトールなどの糖アルコールはそれほど大きな問題はないと思います。キシリトールならば虫歯予防の効果も報告されています。ただし令和6年7月に「キシリトールを大量に摂取すると、心臓発作や脳卒中などのリスクが高まる」との報告（*European Heart Journal*, Volume 45, Issue 27, 14 July 2024, Pages 2439–2452）もありましたので、今後の研究に注目です。

いずれにしても、これらの甘味料はそれなりの量が必要です。そこへいくと合成甘味料などはほんの少量で甘さが出ますから、使う側にとって便利で製造コストも削減できるのでしょう。**そうした点にも消費者の健康を考えているのか、コスト削減が最優先なのか、そのメーカーの本音が見え隠れしています。**

## パッケージから読み取れない部分

栄養素の中には熱に弱いものもあります。高温や高圧がかかる製造方法では栄養素が変性してしまう可能性があります。

「サプリメントには、これだけの量を配合しているとパッケージに書いてあるから、その通りの栄養素が含まれているのでしょう」と思われるかもしれませんが、**残念ながらパッケージに書かれた通りに栄養成分が入っていないことも多々ある**のです。配合量は単にメーカーの「目標値」である場合もあります。

サプリメントに含まれるビタミンやミネラルの量は、種類にもよりますが、マイナス20%からプラス50%くらいまでの測定誤差の許容範囲が設定されていますので、測定した結果が表示を少し下回っても制度上は許されることになります。

あるいはメーカー側はちゃんと指示して作らせているが、生産を委託している工場から仕上がってきた最終製品にそれだけの量が含まれていないこともあります。

私たちも製造工程でこの問題に直面し、抜き打ちで最終製品に含まれる栄養素の含有量をランダムにチェックすることで、生産管理をしています。

**こうしたことはパッケージからは読み取れない部分です。**生産する工場をどのように選んでいるか、製造方法にこだわっているか、最終製品における栄養成分分析を行っているかどうか、などはメーカーの良心や誠実さによってまちまちなのです。

## なぜ世の中には不誠実なサプリメントがあふれているのか

### サプリメントを取り巻く業界の事情

それにしても、**世の中にはどうしてこんなに不誠実なサプリメントがあふれているのでしょうか？**

そこには「サプリメント・メーカーやマスコミの事情」というものがあります。

サプリメント・メーカーは営利企業ですから、存続のために売上と利益を必要とします。

もちろん誠実にサプリメントを製造して、まじめに販売している企業もあるでしょう。でも、「サプリメントの市場は伸びていて、儲かりそうだ」と見込んで参入した企業の場合はどうでしょう？　**できるだけ手早く売上を上げて儲けたいと考える場合が多い**のではないでしょうか。

手っ取り早く利益を得ようとするなら、原材料にかける原価を抑え、サプリメントの性能検査や品質保持の費用を抑え、消費者の目に留まりやすいオーバートークの魅力的なコピーで広告を出すのが早道です。

そして、マスコミにとって、そのようにたくさん広告を出稿してくれるサプリメント・メーカーは大切な収入源です。マスコミも営利企業ですから、売上と利益を追求しなければなりません。

同様にインターネットの検索サイトやＳＮＳの運営会社も、広告で大きな売上を上げていますから、たくさんの広告を出稿してくれるサプリメント・メーカーは「大歓迎」となります。

**こうした業界構造を理解することが、サプリメントを見抜くための第一歩**です。サプリメント・メーカーも、マスコミも、SNSも、そこで発言する人も、多くは売上と利益を目指す存在であることを認識しましょう。

でもそこで彼らを責めたり怒ったりしてもしょうがないので、「そういうもの」と割り切って観察するのが正解です。

**タダで手に入った情報は、誰かがそのための費用を負担したからあなたの目に触れたのです。**このことを念頭に置いてマスコミやSNSと付き合えば、不誠実なサプリメントを手にしてしまう可能性はかなり減るでしょう。

# 「不誠実なメーカー」はここで見抜く！

## 「いっていること」より「やっていること」を冷静に観察

本章のまとめとして、**不誠実なメーカーと誠実にサプリメントを作っているメーカーを見分ける方法**をご紹介していきたいと思います。

サプリメント・メーカーが誠実なのかどうかを見分けるためのポイントは「**何をいっているか（どうせ良いことしかいわない）**」**だけでなく、**「**いっていないこと**」や「**やっていること**」**に注目すること**です。

次のような、ありがちな広告・宣伝にはご注意ください。

・目新しい新素材のＰＲ（ビタミンやミネラルに比べて、優先度はずっと低い）
・基本的な身体の仕組みを踏まえずに、謎の画期的な効果をＰＲ
・人気の有名人が登場する広告（実際に本人が使っているかは不明）
・ＳＮＳの発信や動画（報酬を目当てに行っている可能性）
・すごい体験談（本当かどうか、検証できない）
・お得なお試し価格（「簡単に飛びつく客」としてリスト化される）
・「満足度ナンバー・ワン」など、評価が上位の調査をＰＲ（お金を払えば、『望ましい調査結果』は作ってもらえる）
・薬機法*や景品表示法に抵触しそうな、オーバーな表現（法律・制度を守る意識が希薄）

＊医薬品の製造や販売などに関する規則を定めた法律

・医療機関以外でも販売しているのに、医療機関用サプリメントとＰＲする（販売方法でウソをついている）

**このような薄っぺらいPRや宣伝活動をしている企業は、あまり誠実な企業ではないと判断するのが良い**でしょう。

## 誠実なメーカーは「ここ」でわかる

一方で、誠実な企業を見つけたければ、このような薄っぺらいPRを「していない」「いっていない」メーカーを探すのが正しいアプローチです。

信頼できるサプリメント・メーカーが発信する情報は、以下のようなものが主体になります。

- 身体の仕組みや、栄養素の働きについて理解を深めてもらうもの
- サプリメントの上手な選び方や使い方

・気になる症状と「栄養素（製品ではないことに注意）」の関係性
・サプリメントに使用している原料についての情報
・アレルギーや医薬品との飲み合わせに関する情報
・サプリメント以外の食生活の改善についての情報
・サプリメントが効果を上げない場合の対応策について
・パッケージに記載された情報を、ウェブサイトなどで買う前に確認できる配慮

これらは地味ですが、いずれもサプリメントを摂取しようと考える方にとって重要な情報です。ポイントは**「売るためのＰＲ」ではなく「サプリメントを正しく選び、使ってもらうための情報」が発信されているのかどうか**です。

## そのサプリメントはクール便で届きますか？

夏場（梅雨明けから、９月上旬まで）の暑い時期は、サプリメント・メーカーや販売会社の姿勢を確認できる絶好のタイミングです。

**あなたが注文したサプリメントはクール便で届きますか？**　夏場に常温便を使うと、輸送の途中でサプリメントが高温にさらされ、品質や性能が低下する可能性が高まります。サプリメントを飲む人の立場に立てば、クール便で送るのが当然の判断です。**夏場に常温便でサプリメントを送ってくる場合は、サプリメントの品質を維持することに費用をかけることを避けているか、そもそも性能劣化のことに考えが及んでいないかのどちらか**ですので、次からはその企業から購入しないのが良いでしょう。

こうした観点を持てば、誠実なサプリメントを見つけ、健康に役立てることができると思います。

# 第2章

# 損しない、サプリメントの賢い選び方、付き合い方

## 何を選べばいいのか

### サプリメント選びの大事なポイント

ここまでお読みいただいて、**「サプリメントは信用できない」**、**「今飲んでるものが不安で飲めなくなった」**などの感想をお持ちの方もいらっしゃるのではないでしょうか。

そこで、この章ではサプリメントの選び方について述べさせていただきます。

**サプリメントを選ぶ際に「土台」となるポイントがあります。一つは配合されている成分自体が意味のあるものであるかどうか。**きちんとした科学的根拠（エビデンス）があるかどうか。そうではないもの、「どこぞの秘薬」のようなものは論外です。

**もう一つはサプリメントの設計や製造がしっかりしているかどうか。**良い成分が含まれているとしても、添加物が99％で有効成分はほんのちょっぴり……というのでは話になりません。

サプリメントは中にどんな成分が含まれているかを見かけでは判断できないし、表示を見ても一般の消費者にはわかりにくい。だから利益を上げようと思ったら、いろいろな「ずるいこと」ができるわけです。

本章では、本当に良いサプリメントを見分けるには、どこを見て判断すればいいのかをお伝えしていきたいと思います。

## 品質にこだわっているかどうかを見抜く目を持とう

不誠実なサプリメントがあふれている理由は、業界の事情にあると前章で述べましたが、もう一つ制度の問題もあります。

サプリメントはいうまでもなく、健康のために飲むものです。サプリメントの製造に当たっては、中身の配合や量、原材料の選定はもちろん、安全であることが最優先で考えられるべきです。

しかし、**サプリメントはあくまで食品ですから、医薬品と違って、原料選びや工場設備、製造工程、チェック体制など、安全性、品質維持の体制が不十分なものもあるのが現実**です。

その結果、本当にこだわって作られたものもあれば、粗悪品もあるという「玉石混《こん》淆《こう》状態」になってしまっているのです。

だから私たちはそれを見抜く「目」を持たなければいけません。

まず**その会社が何をPRしてビジネスをしているのかを観察することが大事**です。

たとえば某社のマルチビタミンサプリメントは「他社と比べてきわめて安く、しかも配合量が多い」と配合を一覧表にして宣伝しています。

しかし「質」についてはまったく触れていません。

サプリメントがどのように作られているかは、消費者には見えない部分です。メーカーさんに「お宅の工場は大丈夫か」と聞いたところで、「大丈夫ですよ、安心ですよ」と答えるに決まっています。

## サプリメントの「価格」から見えてくること

そこで**私たちが品質を見分けるために役立つ基準の一つは、「価格」**だと思います。やはり**良いものはそれなりのコストをかけないとできません。**大量生産を行い、生産工程を効率化すれば、確かにサプリメントの価格は下がりますが、そこには当然限度があります。

サプリメントの製造コストには「原材料の価格」が大きな割合を占めますから、大量生産によるコスト削減の効果はある程度のところで頭打ちになってしまうのです。

それを超えて、安いサプリメントを作ろうとすれば、原料の安いものを選ぶ、外注コストを下げるなど、品質に影響が及ぶところでもコストダウンを行わなければなりません。

だから**あまりにも安価なサプリメントは、スペック（仕様）に書かれていない背後の部分に、価格を下げるための手抜きが隠れている可能性があると考えるのが合理的**だと思うのです。サプリメントの適正価格については後でも述べます。

## サプリメントはココを見て選ぶ

### まずパッケージ（表示）をしっかり見る

サプリメントは華やかな広告や、思わず飛びつきたくなるような体験談に目を奪われがちですが、まずはパッケージを見てください。**オモテに書いてあることよりもウラに書いてあることが重要**です。

正しい表記をしてあるパッケージからは、次のような情報を読み取ることができます。

- 原材料は何か？
- サプリメントに含まれている栄養素・成分の配合量
- 栄養素が天然原料由来なのか、化学合成なのか？
- どのような添加物が使用されているのか？
- 添加物がどのくらい使用されているのか？

そもそもネット販売やテレビ通販などで売られているものは、パッケージをじっくり見ることができません。**これらの重要な情報を知ることができない時点で、そのサ**

**プリメントには手を出さない方が良い**でしょう。

## たくさん使われている原料は何か？

サプリメントのパッケージには、「原材料名」を記載している部分があります。ここがサプリメントを選ぶに当たって多くの役立つ情報を得られる部分です。

ここの記載ルールは、以下のようになっています。

・食品添加物以外の原材料を、原材料に占める重量の多いものから順に記載
・食品添加物を、原材料に占める重量の多いものから順に記載
・食品添加物とそれ以外の区別を明確に表示（区切りを「／（スラッシュ）」で示している製品が多い。なお、食品添加物だけで作られたサプリメントの場合は区切りの「／」は表記されないので注意）

つまり、原材料表示に記載されている順番と「／」を見れば、何が多く使われているのかを読み取ることができるわけです。

**パッケージのオモテに栄養素の名前が大きく書かれているのに、原材料の欄を見ると、目的の栄養素が後ろの方に記載されているようなら、あまり良心的なサプリメントとはいえません。**ぜひ「原材料が記載されている順番」に敏感になってください。

なお、合成のビタミンやミネラルの原料は表示のルール上は「添加物」の扱いになります。合成の原料を使用しているサプリメントの場合は、「／」以降の部分に栄養素の名前が添加物と併記されるので、この視点は、サプリメントの原料が天然なのか、合成なのかを見分けるためにも役立ちます。

## 避けるべきは「安価な合成品」

今述べたようにサプリメントの原料には「化学的に作られた合成原料」と「野菜、果物などから抽出された天然由来の原料」があります。

合成原料は安価で高濃度というメリットがありますが、不純物混入のリスクもあります。天然原料は、吸収率や体内での働きの面で合成品より優れ、何より「食べ物に近い」というメリットがありますが、価格が高く、濃度が低いというデメリットもあります。

一概に、天然由来の原料が良くて、合成原料は良くないと申し上げるつもりはありませんが、私は「安価な合成品のサプリメント」は避けた方が無難だと考えています。安い合成品の何が問題か、ビタミンCを例に取ってご説明しましょう。

今、サプリメント原料の多くが中国製です。ビタミンCもほとんどが中国製です。かつては日本製もあったのですが、今は作られていません。

中国製のビタミンCだから信頼できないというわけでは決してありません。中国にもしっかりした設備と管理体制でビタミンCを製造する工場はあり、医薬品のビタミン剤の原料などとして使われています。

ただし、**一方では品質レベルの低い工場で製造されたであろうビタミンCも存在します。**

もちろん、信頼できるサプライヤーのビタミンCとそうでないものとでは、価格がまったく違います。同じビタミンCの原料でも、kgあたり数百円で手に入るものから、30万円するものまであるのです。

そうした状況を知ってしまうと、安い価格のビタミンCのサプリメントは、怖くてとても手が出せません。

## 安価なビタミンと高価なビタミンはココが違う

ビタミンを人工的に化学合成する場合、目的の栄養素だけでなく、「よく似た物質」も一緒にできてしまいます。化学構造が一見同じようだけれど、微妙に細かい部分が違っていたり、ねじれていたりといったことです。

「光学異性体」といって、すべての構造がそっくり反転している分子（鏡に映した状態）ができてしまうこともあります。これらはいってみれば**「なんちゃってビタミン」、あるいは「ビタミンのそっくりさん」。いわゆる「不純物」です。**

生物がビタミンを作るときは、酵素の働きによって精密に目的のビタミンを作るのですが、工業的に大量に作る場合はそうはいきません。

そうすると「本物のビタミン」と「そっくりさんたち」の混合体ができる。そこから精製して不純物（そっくりさん）を取り除いて目的のビタミンだけを取り分ける作業をするのですが、これには費用も手間もかかります。精製をしっかり行うことで純度の高いものができ上がりますが、これを何回行うか、どこまで行うかは、作る側の裁量次第です。

つまり**激安サプリメントには、精製の度合いが低い原料が使われている可能性がある**ということです。

そういうサプリメントを作るメーカーは「この一粒の中にビタミンCが200mg入っていますよ（そっくりさんも入っていますが……）」という思考でものを作り、売っているのだと思います。

## 得体の知れない「そっくりさん」たち

「そっくりさん」といっても、本物と同じ、あるいは本物に近い働きをしてくれるのならいいのですが、これはそうとは限りません。**化学構造がちょっとでも違ったら、目的のビタミンとしては働きません。**それどころか、**ビタミンの働きを邪魔するかも**

**しれない**のです。

多くのビタミンは体内で酵素の働きを助ける補酵素として働きます。補酵素がないと働けない酵素がたくさん存在します。

たとえば、ビタミンB群の「そっくりさん」が体内に入ってきてしまったとします。本来なら補酵素であるビタミンB群は酵素と協力して代謝にかかわるさまざまな「働き」をするわけですが、「そっくりさん」が酵素にくっついたら、そのまま機能を停止してしまうかもしれません。体は毎日一生懸命酵素を作っていても、これではせっかく作った酵素がムダになってしまいます。

化学合成で工業的にビタミンを作ろうとするとこうした問題が起こってしまうというわけです。だからこそ、**コストと手間をかけてきちんと精製を行っている原料を厳選する必要がある**のです。

# 天然？　合成？　どっちがいいの？

## 天然原料のメリット・デメリット

天然の原料は量がかさばる、値段が上がってしまうなどのデメリットもありますが、合成原料にはないメリットがあります。

それは大きくは次の二つです。

①合成原料と異なり、不純物のリスクが少ない

②一緒に含まれているほかの成分との相乗効果がある

天然原料には頼りになる「パートナー」が含有されています。

栄養素は生物の中で単独で働いていることは少なく、他の成分と協力して機能を果たしていることが多いため、一つの栄養素があったら、それと一緒に働く成分が近くにあるはずです。それはたとえば植物が持つ天然成分（フィトケミカル）が考えられます。今の科学ではまだ知られていない未知の成分かもしれません。

**天然由来の栄養素を摂取するということは、このように「グループ摂り」することになるため、栄養素の働きという観点から考えると魅力的なこと**なのです。

## 合成モノと天然モノの見分け方

合成原料を使っているか、天然原料を使っているかはパッケージの原材料表示で見分けることができます。

原材料表示の欄にビタミンC、ビタミン$B_1$など、栄養素の名称そのものが書かれている場合は合成の原料を使っていることを表します。すでに述べたように、合成のビタミンやミネラルは原材料表示で、添加物と一緒に表記されていることでも区別できます。

一方、天然原料を使っている場合は原材料表示に野菜や果物など、食べ物の名称が記載されています。たとえば次のようなものです。

酵母、小麦胚芽、大豆（遺伝子組み換えでない）、トウモロコシ（遺伝子組み換えでない）、カキガラ、卵、ビタミンE含有大豆油、ケール、カボチャ、アセロラ等々。

## 食物アレルギーに注意

食物アレルギーのある方にとっては、天然原料で作られたサプリメントは必ずしも良い選択とはいえない可能性があります。そうした方がサプリメントを選ぶ際には、原材料の欄をしっかり読み、体質に合わない素材が含まれていないことをチェックしてください。

サプリメントの素材に対して、本人も気づいていない遅発型フードアレルギーがあると、「サプリメントを使っているのに、なかなか症状が改善しない」とか「かえって体調が優れない気がする」という状況が起こるかもしれません。そうした場合は、いったんサプリメントの摂取を止め、信頼できる合成原料のサプリメントに変えてみるのも一つの方法です。

## 安心できるサプリメントの買い方

### どのくらいの価格のものがいいのか

サプリメントを選ぶ際、価格も重要なファクターです。

まず、すでに述べたように**極端に安価なサプリメントは避ける**ことをおすすめします。

合成のサプリメントの場合、不純物の排除にコストと手間がかかると述べました。このように激安サプリメントは原料の品質に心配があります。ですから合成品であればあまり安いものを選ばないということがまず一つの選択基準になるでしょう。

天然由来のサプリメントは、天然の植物や野菜・果物などから抽出するものですから、もともとそれほど安い価格設定はできないのです。

では、高ければいいのかというと、それも違います。どれだけいい材料を使ったとしても、青天井に高くなるものではありません。

ところが世の中にはとんでもなく高額なサプリメントが存在します。「ガンからあなたを救うサプリメント」などと標榜して、1カ月で10万円、20万円するものもあるようです。**このような法外に高いサプリメントを売るところは、残念ながらお客さん**

**をクライアントではなく、財布だと思っている可能性**があります。

確かにプラセボ効果というのはあります。被験者を二つのグループに分けて、両方ともでんぷんのプラセボ（偽薬）を渡し、一つのグループには「これは1カ月3万円分のサプリメントです」と告げ、もう一つのグループには「これは1カ月1000円分のものです」といって飲ませます。すると3万円と伝えた方に、明らかな健康増進効果があったそうです。

その理屈でいけば、高いものの方が、効果が出やすいともいえます。お金がふんだんにあって、いくらでも費用をかけられるというのであればプラセボ効果も含めた価格ということで、それでもいいのかもしれません。

しかし、多くの方はサプリメントにそんな大金はかけられないでしょう。月に10万円を毎月投資し続けるなんて大変なことです。

**サプリメントにも大体相場はあります。高すぎるもの、安すぎるものは避け、適正価格のものをお求めになってください。**

比較の対象として適しているのは、薬剤師さんや登録販売者さんがいるお店で購入できる、第二類医薬品、第三類医薬品に分類されているビタミン剤です。これらはサプリメントではなく「医薬品」ですから、それなりに信頼性の高い原料を使って作られていると考えられるからです。

含有される栄養素の量などの性能にもよりますが、マルチビタミン＆ミネラルでしたら、１カ月分で３０００〜１万円くらいが妥当なところだと思います。

## 輸入サプリメントのリスク

インターネットが普及した現在、海外のサプリメントを手軽に購入できるウェブサイトを活用して、サプリメントを取り寄せて飲んでいる方も多いようです。特にサプリメント大国とされるアメリカ製のものは人気があります。

日本製に比べて、「含まれている栄養素の量が多い」「制度上、日本製のサプリメントには使えない成分が入っている（ホルモンや、アミノ酸と結合したミネラルなど）」「日本製に比べて栄養素の含有量の割に安価」という点が、人気の背景にあるようです。

しかし、**一般論として、海外のサプリメントは日本人に設計が合っていないケースがある**ので気をつけていただきたいと思います。

たとえばアメリカのサプリメントにはヨウ素が配合されているものがあります。大陸国家で海産物を食べる機会が少ないアメリカの食生活ではヨウ素を摂りづらいからです。ところが日本人はワカメや昆布などの海藻をはじめ、海産物をよく食べますから、ヨウ素は十分すぎるくらい摂取しています。日本人がこのようなサプリメントを飲んだら過剰摂取になってしまう可能性があります。

また、アメリカのサプリメントは設計がかなりパワフルです。アメリカ人は体も大きいですし、飲んだらすぐに元気が出るとか、即効性を求めるのでしょう。しかしそれを日本人が飲んだら、栄養素の過剰摂取になる場合もあるのです。

「日本製のサプリメントよりも含有量が多くて、吸収もスムーズ」という触れ込みを信じて、自己判断で米国製のサプリメントを摂取していた患者さんに対して、ドクターが血液検査をしてみたところ、驚くような数値になっていたため、慌ててサプリメントの摂取を止めてもらったというお話もお聞きします。

ですから、**栄養療法に詳しいドクターのアドバイスなしに、海外のサプリメントを一般の方が自己判断で使用するのは止めた方がいい**と思います。

さらに、アメリカのサプリメントは一粒が大きめです。喉につかえて飲みづらいという話もよく聞きます。大きいのは有効成分が多く入っているから……ということもあるでしょうが、添加物も多いと考えた方がいいでしょう。

私たちも以前、高品質を求めてアメリカの工場で作ってもらったことがありましたが、最後はお断りすることになりました。納品されたサプリメントの栄養成分を測定したところ、設計よりもはるかに少ない量しか含まれておらず、そのことを指摘しても誠実な対応を受けることができなかったためです。製品の品質や信頼性に対する熱意が薄いと判断せざるをえませんでした。

もちろんアメリカのサプリメントにも、探せばいいものはあると思います。しかし日本にいながらにしてそれを探す術、検証する手立てはなかなかありません。ましてやネット通販ではとても難しいと思います。

さらに、**海外のサプリメントは原料に何が使われているかわからない怖さ**があります。英語が読める方でも有効成分や添加物、その使用目的を正しく理解するのは難しいでしょう。また日本とは表示のルールも異なる可能性があり、そもそも表示義務がない場合もあり得ます。

その上、**海外から海を越えて日本に運び、購入者の自宅に届くまでの間、きちんと温度管理などが行われているのかについては疑問**です。

また何かあった場合、日本国内であれば、まだ責任が追及できるわけですが、海を越えてしまったら、責任追及も難しい。そこが最大の問題だと思います。

## 「ドクターズサプリ」「医療機関用サプリ」なら安心できるか

「ドクターズサプリ」「医療機関用サプリ」というものがあります。お医者さんが開発した、お医者さんが認めたサプリメントということなのでしょう。いかにも信頼度が高そうですが、**残念ながらその多くは売るための方便にすぎず、「なんちゃって」だといわざるをえません。**

「ドクターズサプリ」「医療機関用サプリ」といいながら、一般の人や会社が、お医者さんや医療関係者がまったくかかわらない形で販売しているケースがよく見られます。

あるいは本当にお医者さんが開発にかかわっているとしても、お医者さんは医学の専門家であって、サプリメント製造の専門家ではありません。栄養についてかなり詳しくて、栄養療法の有用性を認めているお医者さんだとしても、その方がちゃんといいサプリメントを作れるかというと、それはまた別の話です。

サプリメントを設計し製造するならば生産管理をきちんとしなければいけません。お医者さんが日々の医療行為をしながら、そこまでのことをこなせるでしょうか。

たとえばお医者さんがサプリメントを作ろうとなさる場合、製造工場に「こういうものを作りたい」といって発注します。ところが工場によっては、ちゃんとその設計通りに作らず、手抜きをしたり、原価を削ったりということが実際にあるのです。

そうするとイマイチなものができ上がってしまう。ところがお医者さん自身はでき上がったものの検証をしていないからわからない。最終的にはサプリメントを使った患者さんから「先生、これ効かないよ」「飲んでも何も変わりませんけど……」などといわれてはじめて気づくことになるのです。

なぜこんなことをいうのかといえば、私たちの会社がお付き合いしているお医者さんに、こうした経験をされた方が少なからずいらっしゃるからです。

お医者さんは患者さんに必要な栄養素のことには詳しくても、工場のハンドリングまでは手が回りません。お医者さんが望む性能と品質を持つサプリメントを生み出すには、サプリメントの製造に精通した誠実なパートナーの存在が不可欠です。

「ドクターズサプリ」といいながら、自社のサイトでネット通販をしていたり、街のドラッグストアに並んだりしていませんか？　**そういうサプリメントは「売れるなら何でもアリ」という姿勢が透けて見えますので、避けた方が無難です。**

また、ことさらに有名なお医者さんの設計であることを標榜している商品も、私にはかえって胡散臭《うさんくさ》く感じられます。

## どこで「サプリメント」を買ったらいいのか？

「質のいいサプリメントはなかなかないというのなら、一体どこで買えばいいのか」このような疑問をお持ちの方もいらっしゃると思います。

具体的にどこで買えばいいのかをアドバイスするのは至難の業なのですが、**一つの**

**提案は「サプリメント」を薬剤師さんから買うこと**です。

ここで申し上げているのは、正確には「サプリメント」ではなく、ビタミンやミネラルを含んでいる医薬品のこと。薬局などで「第○類医薬品」という表示で販売されているものです。これらは、薬剤師や登録販売者のいるお店でしか買えないことになっています。

たとえばビタミンB群であれば、**エーザイの「チョコラBB」やアリナミン製薬の「アリナミン」**などが有名です。同じ「チョコラBB」にも、「医薬品」と「指定医薬部外品」や「食品」があり、もちろん医薬品の方が性能や品質は上と考えられます。同じようにビタミンCを摂りたいなら**アリナミン製薬の「ハイシー」、ビタミンEならエーザイの「ユベラ」**などがあります。

どちらにしてもドリンクタイプのものは、糖分や人工甘味料、香料などが含まれていることが多いので、カプセルや、錠剤タイプがおすすめです。

こうした医薬品の栄養剤は、激安サプリメントに比べたら高くつくでしょうが、むやみに高価なわけではありません。

**サプリメント選びであれこれ迷うより、薬剤師さんに相談して、こうした医薬品から選ぶ**のが安心です。

ビタミンAもあるし、カルシウム、マグネシウムもあります。そこで薬剤師さんと仲良くなれば、自分の症状に合うものをアドバイスしてもらうこともできるでしょう。

医薬品とサプリメントには、それぞれ長所と短所があります。以下に整理しておきますので、上手に使い分けてください。

**○医薬品の長所**

・信頼できる素材を使用している
・効果・効能が明確に記載されている
・十分な量の栄養素を含有している

**×医薬品の短所**

・栄養素の素材は、基本的に合成品
・案外添加物が多い
・単一の成分のものが主体で、多くても数種類の組み合わせ。マルチビタミン&ミネラルのような多種類の栄養素を組み合わせたものがない

**○サプリメントの長所**

・「ヘム鉄」など、医薬品にはない天然原料由来の成分のものがある
・マルチビタミン&ミネラルなど、多種類の栄養素を組み合わせたものがある
・「病名」がなくても使えるので、長期の利用や不定愁訴対策や予防目的に活用できる

**×サプリメントの短所**

・市場は玉石混淆。性能・品質の面で低レベルの製品が多い

・薬機法の制約で、効果・効能、摂取方法がわかりにくい

# サプリメントを見抜くための知識

## 信頼できる医師・歯科医師の見つけ方

「薬を飲んでいる人がサプリメントを飲むときは、お医者さんに相談するべきです」とは、よく聞く言葉です。また、サプリメント・メーカーも「何かあったらすぐに医師に相談」といいます。

しかし**サプリメントについて相談に乗れるドクターは実はそう多くありません。**というのは、大多数のドクターの目には、サプリメントや栄養療法の情報に触れる機会があまり多くないからです。

あったとしても、どちらかといえばネガティブな情報で「栄養療法の一環としてサプリメントを使っても、あまり効果が見られなかった」というものが多いのではないでしょうか。

令和6年6月にも、「マルチビタミンの摂取には利点がない」という趣旨の報告がありました（*JAMA Network Open*, 2024; 7: e2418729）。

しかし、本書をここまでお読みくださった方なら、ご理解いただけると思うのですが、**質の悪い原料で添加物をたっぷり使って作られたサプリメントを用いて研究すれば、良い結果が得られないのは当たり前**です。

サプリメントの有効性を問うのであれば、良い設計でしっかり作られたサプリメントを使って研究しなければなりません。玉石混淆の製品で実験を行っても、正しい結果が得られるはずはないのです。

その点をご理解いただいた上で、栄養療法に興味をお持ちで、場合によっては生化学などを学び直された、実践的な知識のあるドクターをしっかり選んで相談していただきたいと思います。

昨今では、**多くの医療機関が運営しているウェブサイトが、便利な情報収集のツール**になります。お目当てのクリニックのウェブサイトをご覧になり、栄養指導やサプリメントの活用について記載があるかをチェックしてみましょう。

その際「特定のサプリメントの販売に力を入れている」のか、「患者さんを栄養面からもサポートして、早く回復してほしいと願っている」のか、書いてあることをじっくり確認してください。グーグルマップのクチコミも、参考になると思います。

そして**良質なサプリメントや食材を使ってきっちり栄養療法を行えば、その成果こそが何よりも雄弁に事実を語ってくれます。**「これは確かに健康を回復するために非常に有効なツールである」と、ドクターも患者さんも腑に落ちてくださるのです。

## 成分の働きや有効性をチェックできる便利なサイトや出版物

サプリメントに含まれる成分にどのような効果を期待できるのかを調べるのに便利なウェブサイトに、厚生労働省「eJIM（イージム：「統合医療」情報発信サイト）」（https://www.ejim.ncgg.go.jp/）があります。

こちらのウェブサイトは、民間療法をはじめとする相補（補完）・代替療法と、どのように向き合い、利用したら良いのかを考えるために、エビデンスに基づいた情報を紹介しています。

コンテンツにはサプリメントに使われる成分のほか、いろいろな疾患に対する統合医療に関しての情報が記載され、その信頼性を確認することができます。

国立健康・栄養研究所の「素材情報データベース〈有効性情報〉」（https://www.

nibiohn.go.jp/eiken/info/hf2.html）も多くのサプリメント素材の有効性を網羅している役に立つサイトです。

広告や口コミなどで知ったサプリメントを慌てて購入する前に、一度これらのサイトを確認することで、正しい情報を知ることができるでしょう。

また、サプリメントに使用されるさまざまな成分の有効性や安全性、医薬品との相互作用を確認したい場合には、書籍『健康食品・サプリ「成分」のすべて』（一般社団法人 日本健康食品・サプリメント情報センター編）が多種類の成分を網羅しています。1万円する書籍ではありますが、網羅している情報の充実度を考えると、私は割安だと感じます。

**サプリメントの販売を行っている企業やアフィリエイトを行っている人、インターネット上の情報は、必ずしも信頼性が高いとはいえません。**実際に購入したり、摂取したりする前に、一呼吸おいて確認することをおすすめします。

## ⊘トクホ・機能性表示食品について

### トクホの正体

「コレステロールが高めの方に」

「血圧が高めの方に」

など、特定保健用食品（トクホ）は一定の効果・効能を表示して売ることのできる、健康食品の中でも特別な位置づけの商品です。

政府（消費者庁）が許可したものですから、健康増進効果はあるのでしょうが、それは医薬品とはまったくレベルが違います。症状を改善させる、やわらげる目的であれば、医薬品の方が精密な臨床試験が行われていて、きちんと効くことが確認されています。しかも健康保険が使えますから3割の価格で手に入ります。

**「病院に行って薬をもらうのは面倒だ。それより副作用の心配もなくて、手軽にコンビニやドラッグストアで買えるトクホで……」という気持ちはわかりますが、それらは多少の効果があっても気休めにすぎません。**

トクホに使われている成分の中には、医薬品の候補だったものの、効能が認められなかったために医薬品になれなかったものが結構あります。いわば、三軍、四軍です。それよりちゃんと一軍（医薬品）がいるのだから、それを使うのが一番早く、安く、解決ができるはずです。

また先に述べた「膝の痛み」の話のように、効果の不十分なサプリメントを自己判断で飲み続けることで、治療のタイミングを逃し、取り返しのつかないところまで悪化してしまうのも怖いことです。

「それならばトクホが血圧を下げる効果が認められたと宣伝しているのは、ウソなの？」

こういう疑問を持たれる方もいらっしゃるでしょう。もちろんウソはついていないのでしょうが、**データをよく見ると非常にいい効果が出たかのように、広告が上手に加工されている場合があります。**本当はごくわずかな差なのに、ものすごく効果があったかのようにグラフを作ったり……。

もちろん、宣伝広告ですから多少オーバーに見せるのは仕方がないでしょうが、中には「これはないでしょう」と突っ込みたくなるようなもの、よく見れば笑ってしまうようなものが見受けられます。

考えてもみてください。3割負担の医薬品と比べたら、トクホは「10割負担」です。しかも健康増進効果があるとしても、それをずっと飲み続けなければいけないとしたらどうでしょうか。長い目で見たら薬を買うより、はるかにお金がかかります。

**血圧や血糖値が気になるならば、トクホやサプリメントに安易に手を出さないで、まずはお医者さんに相談して急場をしのぎ、生活習慣を整えるのが王道**です。

## オーバーな宣伝が目に付く機能性表示食品

トクホは許可を取るための期間や費用がかさむこともあり、「効果・効能」を表記するサプリメントとして、もう少しお手軽に表示できる「機能性表示食品」の方が、昨今では企業の取り組みはずっと多くなっています。

「機能性表示食品」は２０１５年４月にスタートした制度です。「トクホ」が効果や安全性について国が審査を行い、商品ごとに消費者庁長官に許可されたものであるのに対して、「機能性表示食品」は企業の責任で機能性（どのような効果が得られるのか）を表示した食品です。

安全性や機能性の根拠になる情報を、販売前に消費者庁長官に届け出ることになっています。

・トクホ……国が「許可」

・機能性表示食品……国に「届け出」

という違いがあります。

「機能性表示食品」はサプリメントや健康食品を扱う企業から大きな期待を寄せられ、2024年1月時点で累計7000件以上の届け出があったそうです。しかしながら、884品については届け出の取り下げがあったようです。

機能性表示食品について、私は「良い点」と「改善を望む点」の両方を感じています。

**【良い点】**

・科学的な根拠に基づいて、「何の役に立つのか」が明確に記載される

・消費者庁のウェブサイトで、誰でも情報を確認できる

消費者庁「機能性表示食品の届出情報検索」

(https://www.fld.caa.go.jp/caaks/cssc01/)

**【改善を望む点】**

・消費者庁に届けられている情報に比べて、広告の表現が大げさになりがち

一般的なサプリメントは「薬機法」(72ページ参照)の定めによって「何の役に立つのか?」をパッケージや資料に記載することができません。その点、**機能性表示食品は期待される効果が表示されるので商品を選ぶ際にわかりやすくて便利**です。

一方で、**機能性表示食品のパッケージや広告にはオーバーな表現が目につきます。**

できれば実際に購入する前に消費者庁のウェブサイトで、届け出された情報を確認すると安心です。

またサプリメントを選ぶ際において、一番優先度が高いビタミンやミネラルなどの

## 機能性表示食品などの位置づけについて

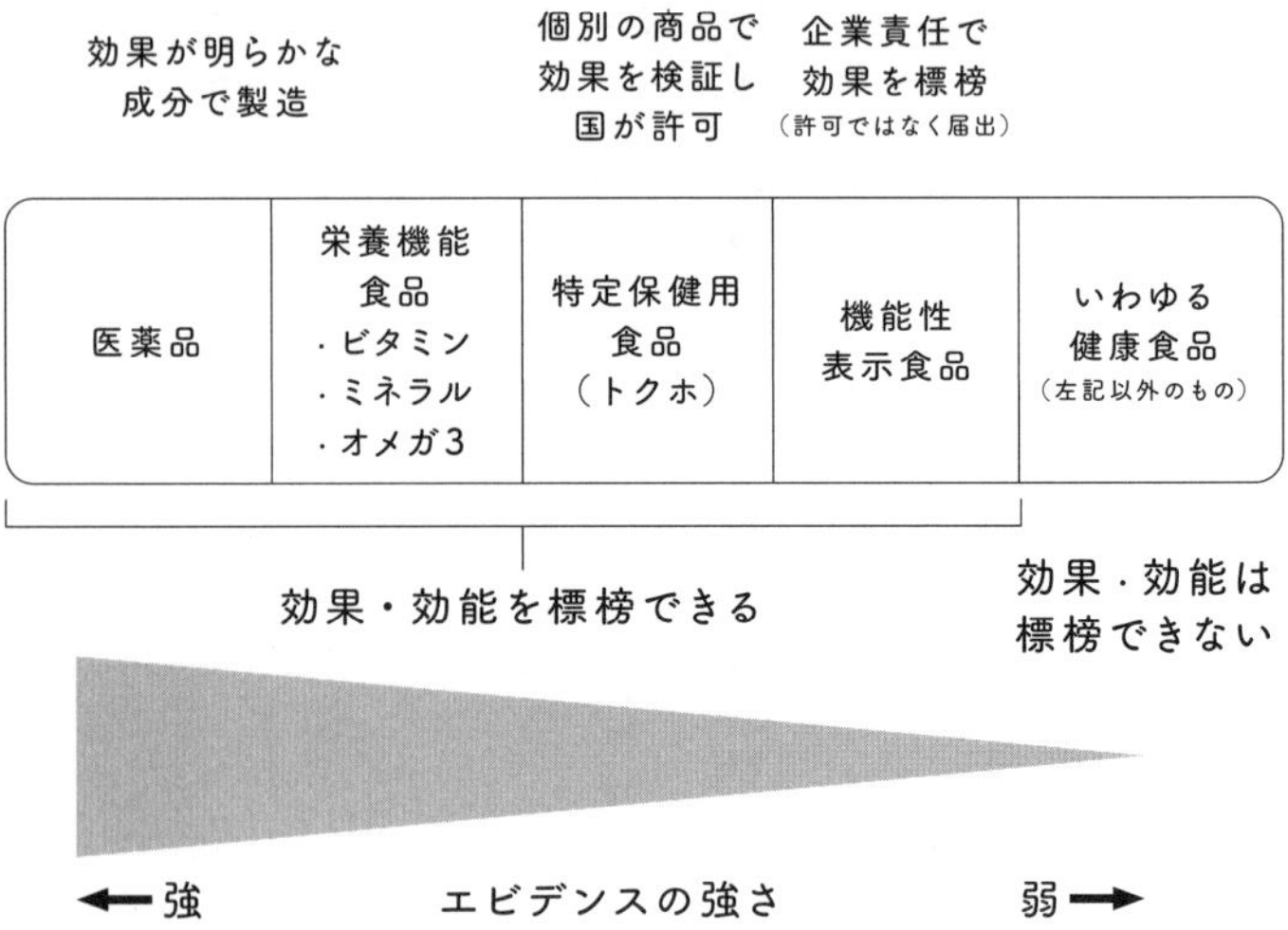


著者作成

必須栄養素は機能性表示食品に含まれないことに留意してください。

ビタミンやミネラル、そしてオメガ3系脂肪酸は「栄養機能食品」という、限られた内容ではありますが「何の役に立つのか」を表記することが許された別のグループに属します。

これらは、体内でどのように役立つかについて長年の研究でかなり明らかになっているグループです。ビタミンやミネラルがどのような機能を持っているかは、消費者庁の

「知っていますか？　栄養機能食品」の資料（https://www.caa.go.jp/policies/policy/food_labeling/health_promotion/pdf/food_labeling_cms206_20200730_02.pdf）が参考になります。

なお、多くの方が誤解しているのですが、エビデンスがしっかりしている順に並べると、**「医薬品」→「栄養機能食品（ビタミンやミネラル）」→「特定保健用食品（トクホ）」→「機能性表示食品」→「いわゆる健康食品」**となります。

実のところ、医薬品よりもビタミンやミネラルの方がエビデンスは強いかもしれないと私は考えています。

何より大切なポイントは、**トクホも機能性表示食品もあくまで「食品」**だということです。体調が優れず、病気の疑いがある場合は、早めに信頼できる医療機関にご相談ください。

# 第3章

# 何をどう飲めばいいのか
## ――サプリメントのトリセツ

## ◎本当に正しいサプリメントの飲み方

### サプリメントを飲む意義

本章では、お金を出した分、きちんとリターンのある投資効率のいいサプリメントについて、「何を飲むべきか」という観点からお伝えしたいと思います。

サプリメントを飲むことの意義、それは大別して三つあると私は考えています。

**一つは予防**です。処方薬は病気にかかってからでないと出してもらえません。「両親とも糖尿病で自分はまだ大丈夫だが、今から薬を飲んでおきたい」といってもそれは認められないのです。病気になりたくない人の予防をサポートするのは薬にはできません。

**二つめは不定愁訴の対策**です。だるいとか、朝起きられない、頭痛がするなどの症状があるものの、検査では異常が見つからないという場合です。病名がつかないので、医薬品ではカバーしづらい分野です。

**三つめはその症状の根本原因に栄養の不足がある場合の栄養補助**です。

血圧が高い、血糖が高いという症状が、栄養バランスの乱れから生じている場合もあるわけです。たとえば血圧が高いと、心筋梗塞や脳卒中のリスクが高まりますから、とりあえずは医薬品の力で血圧を下げて急場をしのぎつつ、高血圧に対する「根本治療」を行うのが理想です。根本治療とはすなわち「運動や食事を中心にした生活の改善」です。

とはいえ、食事を改善するといっても多くの方はそんなに簡単に食生活を変えられません。さまざまな理由で理想的な食生活を実践するのが難しい場合や急を要する場合に、効率的に栄養バランスを正すのがサプリメントの本来の役割です。

さらにこの三つとはちょっと方向性が違うのですが、末期ガンの患者さんなど、通常の医療では打つ手がないような場合。これについては１４２ページでお話しします。

## まず、最初に飲むべきサプリメントとは

さて、あなたがサプリメントを一つだけ飲むとしたら、何を選びますか？

テレビの健康情報や広告、知人の体験談などをよりどころに、流行のサプリメントやローヤルゼリー、にんにくなど伝統の健康食品を思い浮かべる方も多いでしょう。

でも、ちょっと待っていただきたいのです。

サプリメントは目的別に大別すると次の2種類があります。

①すべての人に必要な基本的な栄養素の補給を目的にしたもの
②特殊な機能性を持つ成分を摂取するもの

**サプリメントとして最初に摂るべきなのは、①です。**

意外かもしれませんが、医学的にも働きや効果が確認されていながら、多くの方に不足しているのが「基礎的なビタミンやミネラル」なのです。つまり、ビタミンＣやカルシウムなど、誰でも知っている栄養素です。

私たちの体にとってなくてはならない大切なものは、まず空気、水、そして食べ物です。

食べ物には炭水化物、たんぱく質、脂質、そしてビタミン、ミネラルの五大栄養素が含まれています。これらは私たちの体に必須で、摂らなければ健康を損ない、ひどい場合には死んでしまう物質です。

ビタミン、ミネラルには派手さはありませんが、長期間の研究によって、有効性や安全性に関するデータも豊富にあります。

一方、②のような特殊な成分としては蜂の分泌物、キノコの成分、ゴマの抽出物、その他各種のハーブなどがあります。

これらは摂らなくても命に別状はありませんから、優先順位は、はるかに下がります。さらに付け加えるなら、「特殊な効果」を期待する場合、医薬品を使う方が、はるかに確実かつ安価です。

ところがサプリメントの世界では、**「絶対に必要というわけではない」特殊なものほど華々しく広告され、熱心に販売されています。**

そのような宣伝広告に惑わされず、優先順位の高いものから選んで摂取することが、体にもお財布にもやさしいサプリメントの利用方法だと思うのです。

## ファーストチョイスは「品質の良い」マルチビタミン&ミネラル

以上を考え合わせると、**ほとんどの方が最初に選ぶべきサプリメントは、品質の良いマルチビタミン&ミネラル**ということになります（「品質が良いこと」が大事なポイントです）。

食生活に偏りがあるために栄養状態が悪くなっている方の場合、一種類だけの栄養素が不足していることは少なく、いろいろな栄養素の不足が見られます。そのような方の健康状態を改善するには、不足している栄養素をすべて補給する必要があります。

このような状況に単一の栄養素が含まれている製品を組み合わせて対処しようとすると、補給の必要がある栄養素のもれが生じたり、飲む粒数が増えたりして非効率です。

足りない栄養素をそれぞれ単体で摂ってもいいのですが、マルチビタミン&ミネラルをおすすめする理由があります。

・ビタミン、ミネラルなどの微量栄養素を一通りもれなく摂取できる
・いろいろな種類のサプリメントを組み合わせるより粒数が減り、添加物の量を少なくできる
・サプリメントの購入代金が節約できる

というメリットがあるためです。

品質の良いマルチビタミン&ミネラルを摂取しても状況が改善しない場合、一部の栄養素においてもっと多くの摂取量が必要だったり、栄養素の活用を妨げる何らかの原因があったりすると考えられます。

そうした場合は、自己判断で的外れな対応をしないよう、栄養療法に詳しいお医者さんに相談しながら、効果的な対処方法を見つけてください。

# 不足しがちなビタミンと鉄

## 人体にビタミンCが切実に必要な理由

犬や猫など、ほとんどの動物にとってビタミンCは自分で作り出すことができる物質ですが、残念ながら私たち人間には作り出すことができません。さらに、**ビタミンCは働き者でかなりの量が必要なため、人体に入るなり、各臓器で「取り合い」状態になります。**

特にビタミンCを大量に必要とするところが三つあります。**「副腎」、「免疫細胞」、「眼」です。この三つの場所へは優先的にビタミンCが回されます。**

まず副腎はコレステロールを原料に、さまざまなステロイドホルモンを作ります。ステロイドホルモンはアトピーの薬として認識されていることが多いかもしれませんが、もともと体内に多様な顔ぶれが存在し、全身の機能を保つために重要な仕事をしています（ストレスに対抗するためのコルチゾール、男性ホルモン、女性ホルモンなどが代表的なステロイドホルモンです）。

この多種多様なステロイドホルモンを作る過程で、副腎は多くのビタミンCを必要とします。

なぜなら、ステロイドホルモンを合成する酵素はビタミンCのサポートによって、活性を維持しているからです。

また、ホルモンを生成する過程では大量の活性酸素が発生してしまいます。副腎はこの活性酸素によるダメージを防ぐためにも、抗酸化物質であるビタミンCを必要としているのです。

ストレスにさらされる機会が多い現代人は、抗ストレスホルモンのコルチゾールを生産するために副腎を酷使しています。頑張っている副腎にはたっぷりのビタミンCを与えてあげてください。

次に免疫細胞。体外から侵入してきたウイルスや細菌を除去して病気を防いでくれる細胞ですが、外敵と戦う際には大量の活性酸素が発生します。それゆえに自分の身を守るためのビタミンＣを必要とします。いってみれば防弾チョッキの役割です。

それから眼。眼は体の中で唯一、外からの光に対して皮膚のガードがなく、むき出しになっている臓器です。紫外線に直撃されるため、その害を防ぐビタミンＣが必要です。ビタミンＣを十分に摂取すると、白内障のリスクが低下することがわかっています（https://doi.org/10.1016/j.ophtha.2016.01.036）。

ほかに、大量のエネルギーを消費する脳も、たっぷりのビタミンＣを要求します。

これらを踏まえると、ビタミンＣの重要性がかなりリアルに感じられるのではないでしょうか。**体内に十分なビタミンＣがあるのとないのとでは、元気度がまったく違ってきます。**日頃からピーマンやブロッコリーなどの野菜や果物からビタミンＣをしっかり摂取することを心がけていただきたいと思います。

## 地味だったビタミンDが注目されている理由

最近、非常に注目されている栄養素として**ビタミンD**が挙げられます。

従来、ビタミンDは骨の健康維持に役立つとされる程度で、どちらかといえば地味な印象の栄養素でした。しかし最近はこのほかにもいろいろと重要な働きをしていることがわかってきたのです。

まず**免疫力のアップです。ビタミンDをしっかり摂るとインフルエンザにかかりにくい**という実験データが出ています。

慈恵医大の浦島充佳教授が２００８年12月〜２００９年3月にかけて行った調査にこのようなものがあります。

6歳から15歳の子どもたち、３３４人を二つのグループに分け、一つのグループにはビタミンＤの錠剤を摂ってもらい、もう一つのグループにはビタミンＤが入っていない錠剤「プラセボ〈偽薬〉」を飲んでもらったそうです。その結果を比較したところろ、ビタミンDを飲んだグループがインフルエンザを発病した率は10・8％で、飲んでいないグループ（18・6％）の約半分だったそうです。

２０２０年から3年にわたって世界を震撼させた新型コロナウイルス禍の折にも、ビタミンDは注目を集めました。医学論文を検索できるウェブサイト「ＰｕｂＭｅｄ」で「ビタミンD」と「ＣＯＶＩＤ-19」で検索をかけると、２０２４年7月時点で１８６2件の論文がヒットします。その多くは、**ビタミンDが欠乏すると、新型コロナの発症リスクや重症化リスクが増すという報告**です。

ビタミンDは、血液中の濃度で不足しているかどうかを明確に判断できるので、研究しやすかった面もあると思いますが、これだけの数の報告は感染症に対するビタミンDの有効性を物語っているといえるでしょう。

ほかにもビタミンDは**ガンの発症や再発リスクを下げる、アルツハイマーの予防、高血圧などの循環器疾患ほか、生活習慣病にも関連している**といわれています。さらにはアレルギーの抑制効果もあるようです。

ビタミンDはこんなにマルチな活躍をしてくれていたのです。


ところが多くの日本人はビタミンDが足りていません。日本人男性の7割以上、女性の8割以上がビタミンD不足、もしくは欠乏というデータもあります。新型コロナ禍中の2022年4月には、日本の医療従事者の約90%がビタミンD不足という、驚きの報告も発表されました（http://dx.doi.org/10.1136/bmjnph-2021-000364）。

ビタミンDは皮膚に当たる紫外線の働きによって作られます。ところが最近の日本の女性はシミやしわを気にして、紫外線を避けるための化粧品や日傘を使うことが多いため、さらに日光が皮膚に当たる機会が減っています。

ですから、ある程度意識して日の光を浴びたり、ビタミンDを豊富に含む食品を摂るように心がけていただきたいと思います。メラニン色素が少なくて紫外線が真皮まで届く手のひらを日光に当てたり、しらすや鮭、干し椎茸を食べたりするのも手軽な方法です。ただ、毎日ビタミンＤが豊富な食材を食べるのもなかなか大変です。**ビタミンＤのサプリメントは安価ですから、コストパフォーマンスに優れたツールといえる**でしょう。

## 鉄は大事。体にやさしく吸収の良いヘム鉄を

**貧血予防に欠かせない鉄も不足に注意したい成分です。**特に女性は生理がありますから、鉄をしっかり摂る必要があります。

思春期の女性の場合、生理がはじまると鉄の消耗がどんどん増えます。そうでなくとも体が大きく成長する時期ですから、体に必要な鉄の量が増えていきます。さらに、激しく体を動かす運動部に所属している子は、特に鉄不足になりやすいのです。

運動するとき、たとえば長距離を走る場合には、足の裏の血管を通る際に赤血球がダメージを受けやすいため、鉄の消耗が激しくなってしまいます。**だからスポーツを**

**している女性は、十分に鉄分を摂ってほしい**と思います。

鉄は赤血球に含まれるヘモグロビンの材料になり、全身に酸素を運ぶ働きをしているほかにも、多様な働きをしています。

中でももっとも大切な働きは、細胞中のミトコンドリアでエネルギーを作り出すことです。十分な鉄がなければ、せっかくの食べ物をエネルギーに変換することができません。すると寝起きが悪かったり、頭痛、肩こり、冷え、気分が落ち込む、イライラする……など、さまざまな困った症状が出てきます。

さらに鉄が足りないと、脳内の神経伝達物質（ドーパミン、セロトニンなど）を作ることができません。神経伝達物質が不足していると物覚えが悪くなったり、気持ちが落ち込んだりします。脳がきちんと働くためにも、鉄は不可欠なのです。数学が苦手な女子生徒は少なくないと思いますが、鉄が不足するほど数学が苦手になるという報告もあるのです（Pediatrics. 2001 Jun;107(6):1381-6. doi: 10.1542/peds.107.6.1381）。

ほかにも、鉄は活性酸素の消去を担当している抗酸化酵素の構成要素にもなっています。**鉄の不足は体の抗酸化力の低下を招き、老化を促進**してしまいます。ただし、鉄は諸刃の剣であり、過剰に摂取すると活性酸素の発生源になってしまいますので、「適量」の摂取を心がける必要があります。

## 鉄サプリメントの選択にはご注意

鉄をサプリメントで摂る場合、**「原料がどのような鉄なのか」**という点に注意していただきたいと思います。

私たちが食べ物から摂取する鉄には、主に穀物や野菜など植物性食品に含まれる**「非ヘム鉄」**と、肉やレバーなどの動物性食品に含まれる**「ヘム鉄」**があります。

医薬品やサプリメントに使われる非ヘム鉄の素材には、クエン酸鉄、グルコン酸鉄などがあります。たとえば、医薬品の鉄剤としてよく使われる「フェロミア」は非ヘム鉄のクエン酸第一鉄です。これは、鉄がむき出しの状態なので、胃や腸に負担をかけやすく、人によって気持ちが悪くなる場合もあります。

それに比べて「**ヘム鉄**」**は、**「**非ヘム鉄**」**と異なり、鉄がむき出しではなく、ポルフィリンという分子にくるまれているため、胃や腸にかける負担が少なく、副作用が起こりにくくなっています。**またヘム鉄の方が吸収率も高く、非ヘム鉄に比べ、5〜10倍も良いといわれています。

不調の原因が鉄の不足にあることが明らかな場合は、お医者さんに鉄の薬を出していただくのが第一選択です。医薬品は、健康保険が使えるため経済的な負担が少なくて済みます。

ただ、医薬品は非ヘム鉄のため、胃腸の調子が悪くなるなどして飲み続けることができないことがあります。その場合は、ヘム鉄のサプリメントを使うのが良い方法です。

ただし、気をつけなくてはいけないのは、サプリメントには「非ヘム鉄が主体で、ヘム鉄をちょっぴり加えた」だけなのに、パッケージには「ヘム鉄」と書いてあるものも存在することです。

ヘム鉄はほとんどが豚の赤血球を原料として作られますが、鉄の含有率は低く、1～2％しかありません。だからサプリメントにした場合、それなりの量を飲まないと一日の所要量を摂取できません。

逆に小さな粒でたくさんの鉄が摂れるように表記してある場合、主な原料は「非ヘム鉄」と判断できます。それなら、医薬品の鉄剤を使う方が安くて、品質も信頼できます。

**ヘム鉄が多く含まれている製品でなければ、サプリメントを使う意味がない**ので、注意して選んでください。

しばらく前に、輸入品の「医療機関向けのヘム鉄のサプリメント」と標榜していた製品が、実は「鉄粉」のサプリメントだったという出来事がありました。

金属の鉄は吸収しにくく、胃酸分泌が弱い人には特に厳しいでしょう。こうした虚偽表示が堂々と行われていることもありますので、サプリメント選びはなかなか難しいのです。

## こんなときはこんなサプリメントを選ぼう

### ダイエットサプリメントは効果があるか

ダイエット用サプリメントはいつの時代も大人気です。しかし結論からいってしまえば**「サプリメントだけでやせる」というのは厳しい**でしょう。

摂取することによって脂肪の燃焼をサポートしてくれる成分は確かに存在します。お茶に含まれるカテキン、赤身の肉に多く含まれるカルニチン、海藻から抽出されるフコキサンチンなどがそれです。

でもこういうものを飲んでも、家でゴロゴロしていたらなかなか成果は上がりません。やはり、日常的に運動量を増やす必要があります。

**当たり前のことですが、ダイエットの主役はあくまで運動と食事の改善**です。

今、多くの現代人は運動不足です。ただし、「体を動かすことからはじめてください」といっても普段あまり体を動かしていない人が、いきなり激しいトレーニングを行ったり、長距離を歩いたりすると膝や腰を痛めてしまいがちです。そうすると、さらに運動量が減ってしまうので、負担をかけない体の動かし方を学び、軽い運動からスタートすることを心がけましょう（武田淳也著『カラダ取説』（徳間書店）が参考になると思います）。

また、炭水化物に偏った食事は太りやすいので、たんぱく質やビタミン、ミネラルが多くなるように心がけ、野菜→肉・魚→穀物（ごはん・パン・麺）の順で召し上がると良いでしょう。この食べ方は、血糖値も上がりにくく、糖化ストレスによる体の老化を避けることにもなるのでおすすめです。

ちなみに一部の輸入品の悪質な「ダイエットサプリメント」には、**医薬品成分のステロイドまたはステロイド類似成分や、食欲抑制剤（フェンフルラミン、マジンドール）などをこっそりと配合して、体重を減らす代わりに健康をむしばんでしまう**ものもあります。これらは当然、法律に違反した製品です。過去には、違法なダイエットサプリメントにより死亡者の出たケースもありますから注意が必要です。

## ガンにかかったときは？

ガンの治療も最近はめざましく発達していますが、それでもガンにかかってしまった方の心痛は大変なものだと思います。救いを求めて通常の治療のほかにサプリメントを飲んでいるガン患者さんは多いと聞きます。

その際、「どこぞの秘薬」などといった特殊なサプリメントに安易に手を出すのはおすすめできません。

ガンの種類や進行度合いにもよりますが、やはり**おすすめなのは、基本的な栄養素の補給**でしょう。

ガン細胞は非常に分裂が速いので、自分の成長のためにどんどん栄養を吸い取ってしまいます。すると正常な細胞が栄養不足で衰弱してしまいます。一方、体内でガンと闘う免疫細胞（主にリンパ球）もしっかり働くために栄養素を必要としています。

ですからガン患者の栄養管理はとても重要な問題です。**ガンにできるだけ栄養素を取られずに、正常な細胞に必要な栄養を届けるにはどうするかを考えなければなりません。**

ガン細胞は大量のブドウ糖を消費します。血糖値が上がりやすい炭水化物に偏った食事はガンを喜ばせることになるので、避けるべきでしょう。

糖尿病の患者さんは、ガンの発生率が高いことが知られています。ガン予防の意味でも過剰に糖分を摂ることは控えた方がいいのです。

体内でガン細胞をやっつけるのは免疫細胞（リンパ球）ですから、栄養補給の面からはリンパ球がどうしたら活性化されるのかということが大事です。リンパ球は必要十分な抗酸化物質がないと闘えません。

リンパ球がガンやウイルスに侵された細胞の掃討作戦を行うと、活性酸素が大量に発生して、自分たちもダメージを受けてしまいます。それを防ぐために、活性酸素を消去する抗酸化物質が大事なのです。

抗酸化物質にもいろいろありますが、ビタミン類ではビタミンC、ビタミンEなどがあります。特にビタミンCはしっかり摂取すべきでしょう。


もし、**私自身がガンにかかったとしたら、体に十分な栄養を補給しつつ、ガン細胞にはエネルギーを与えないよう、炭水化物を控えめにして、たんぱく質やビタミン、ミネラルたっぷりの食生活を心がけます。**

サプリメントを摂るとしたら、やはり基本的な微量栄養素の補給のために、高性能のマルチビタミン&ミネラルを中心にビタミンCをはじめとする抗酸化栄養を追加するといいと思います。

## ガンになった原因を考える

お付き合いのあるドクターからお聞きした話を総合すると、**ガンになる原因は大きく分けて二つある**ようです。

**一つは血行障害**です。血行が不良で酸素の供給が不十分な環境では、細胞は生きるのが大変です。そこで生まれた、「低酸素状態でも生き延びる能力を身につけた細胞」というのが、ガンの角度を変えた見方です。

もう**一つは慢性の炎症がある場合**です。炎症によってある部分の細胞が死んでしまうと、まわりの細胞が分裂して、開いてしまった穴を埋めます。細胞が分裂する際には、遺伝子の端にある「テロメア」という部分が短くなります。テロメアが限界を超えて短くなると、細胞はそれ以上分裂することができません。

人間は赤ちゃんの頃はテロメアを長くする酵素（テロメラーゼ）が働いているので、どんどん細胞分裂しても大丈夫なのですが、ある程度成長すると、その酵素が機能を停止してしまいます。

慢性の炎症があって、その部分の細胞が次々に死んでしまうと、周囲の細胞が一生懸命細胞分裂して、その部分を埋めないといけません。テロメアはどんどん短くなっていき、しまいには細胞は分裂することができなくなります。そこでできてしまった傷を埋めるために、テロメラーゼをもう一度活性化させて、再び分裂ができるようになった細胞、それがガンのもう一つの顔なのです。

低酸素状態で生き延びるために生まれたガン、慢性の炎症を修復する過程で生まれたガン、過酷な環境下でなんとか生き延びようとしている細胞、それがガンだという見方もできます。そう考えるとガンに対するとらえ方が少し変わるのではないでしょうか。

**いずれにしてもこの二つが原因だとすれば、それを取り除くことがまず優先**だと思います。

**まず有酸素運動をして、血行を良くする**こと。運動するか、しないかでは、毛細血管の発達がまったく違うので、きちんと運動して体中に酸素を行き渡らせることです。

**もう一つは炎症があったらそれをきちんと解消しておくこと**です。肥満や高血糖は慢性炎症につながりやすく、そうした意味でも避けるべきです。

この二つは、ガンの予防にもつながります。

## ガンを叩く特効薬的なサプリメントはあるのか

サプリメント・メーカーの中には、ガンに対して特殊な素材のサプリメントをすすめるところもあります。有名なものでプロポリス、アガリクス、フコイダンなどですが、ほかにもいろいろとあるでしょう。

こうしたものにどのくらい有効性があるものか、私自身は詳しくありません。ドクターの中にはフコイダン、アガリクスがそれぞれ良いとおっしゃる方がいますので、ある程度の効果は期待できるのかもしれません。

ただ、それらに抗ガン作用があるとしても、**「これさえ飲めば治る」というものは存在せず、やはり先ほど述べたようなアプローチでガンの根本原因に対処すること、そして基本的な栄養の補給**ということが、私の立場からいえるガンから身を守る方法です。

## 子どもとサプリメント

子どもたちの食生活についてもお話しさせていただきたいと思います。

体がどんどん成長する子どもたちは、たんぱく質、脂質、炭水化物の三大栄養素はもちろん、ビタミン、ミネラルと必要な栄養素をきちんと不足なく摂らなければなりません。

現代人の栄養失調については第5章で述べますが、ビタミン、ミネラルが不足がちになっている子どもは実は少なくありません。

現代の日本では、加工食品が食生活にかなり入り込んでいますし、学校給食ですら地域によっては感心できない内容のものがあるからです。

ですから、まず家庭で必要な栄養素がしっかり摂れる食生活を実践することが重要です。そのためには、できるだけ加工食品を避け、旬の食材を家庭内で調理していただきたいと思います。

子どもにサプリメントを飲ませることについては、私はあまり賛成ではないのですが、**アレルギーで食べられる食材が限られていたり、さまざまな理由でどうしても栄養バランスが取りにくかったりする場合は、マルチビタミン&ミネラルの良質なサプ**

**リメントを飲ませるのが良い**と思います。

子どもが偏食で困っているという話もよく聞きますが、**亜鉛をはじめとする栄養素不足があると味覚障害が起こります**ので、サプリメントを試してみる価値があるでしょう。

また、先に述べた鉄分は女児だけでなく、成長期には男児も不足しがちです。さらに**骨の形成に必要なカルシウム、マグネシウムやビタミンDも場合によっては必要**だと思います。

## どう飲む、どれだけ飲む？

### サプリメントは栄養素の含有量が足りない!?

サプリメントは何を飲めばいいのか、ということもそうですが、**「どれだけ摂ればいいのか」ということも大事なこと**です。必要な栄養素の量は実際には人によって異なります。

厚生労働省は栄養の摂取基準として「日本人の食事摂取基準」を公表しています。ビタミン、ミネラルの場合は「推定平均必要量」と「推奨量」、その他の値が決められています。

「推定平均必要量」は実験によって決められます。被験者に、ある栄養素を一定期間摂取させて、半数は元気だけれど、半数は欠乏症状が出るという値を出し、「推定平均必要量」とします。厚生労働省の説明を借りれば「日本人の、ある性・年齢階級に属する人々の50％が必要量を満たすと実験によって推定された摂取量」です。逆にいえば、**「推定平均必要量の栄養素を摂っても、半数の人に欠乏症状が出る」**ともいえます。

さらに、この数値から「推奨量」を算出しています。推奨量は「ある母集団のほとんど（97〜98％）の人において一日の必要量を満たすと推定される（一日の）摂取量」で、「推定平均必要量×推奨量算定係数」として算出しています。

これを見ると「推奨量」を摂取すれば十分と思ってしまいがちですが、これだけ摂っても足りない人もいます。また、ストレスやピロリ菌感染、胃液を止める医薬品の服用、腸内環境の悪化など、さまざまな原因で栄養素を摂っているつもりで摂れていない人もいるのです。

## 推奨量を摂れば足りるのか

私たちが体を作って維持するために、さまざまな「酵素」が働いています。その酵素の性能は、生まれつきみんな違います。それぞれ遺伝子が違うからです。

人によって性格や体質が違うように、酵素の性能も人それぞれで、平均より働きが良かったり、あるいはそうでなかったりするわけです。

人によっては、酵素が平均より少ない、あるいは活性が低い場合もあります。するとその人はほかの人より多くのビタミン、ミネラルが必要になるでしょう。ビタミン、ミネラルの多くは、酵素の働きをサポートする補酵素として重要な働きをしているからです。

**つまり、先天的に酵素の働きが弱い人は、普通の人より多くのビタミン、ミネラルを摂取することで酵素の働きを「下支え」する必要がある**のです。

また、アスリートなど運動量の多い人や、ストレスの激しい仕事をしている人は、やはり多くの栄養素を必要とします。

さらに、有害ミネラルや化学物質が体内に存在すると、それらによって酵素の働きが阻害されますので、やはりビタミンやミネラルの必要量が増えることになります。

こうして考えると、**現代の日本で暮らす私たちにとって必要な栄養素の量というのは、一人一人まったく違う**ことがご理解いただけると思います。

ビタミン$B_1$の場合、推奨量は18～49歳の男性の場合一日1・4㎎となっていますが、私の知り合いのドクターは、「自分の場合は一日30㎎摂らないと全然元気が出ない」とおっしゃいます。そのドクターの体質と仕事の環境ではそれが適正なのでしょう。

自分に適切な栄養素の量を知るには、まずそれぞれの栄養素が足りない場合に生じる特有の症状を知っておき、**その症状が出たときに食事の内容を振り返ってみる**ことです。その上で、不足していると思われる栄養素を含むサプリメントを摂ってみて、どのくらいの量で症状が改善するのかを観察すると良いでしょう。

ただし、栄養素の含有量が明記されている信頼できるサプリメントを使うことが前提です。また、栄養素の上限摂取量にも注意してください。

多くの日本のサプリメントは、日本人の栄養素の摂取基準に合わせた量のビタミンやミネラルを配合しています。しかしこれは**健康な人が病気にならないための「最小限の量」**にすぎません。**栄養素の欠乏が原因で体調を崩した人の健康を取り戻すため**

**には、もっとまとまった量の栄養素の摂取が望まれます。**

その証拠に、ドクターが栄養補給の目的で使用する医薬品のビタミン剤は、摂取基準の何倍、何十倍の量の栄養素を配合されているものがほとんどです。

本当に体調の改善に役立つサプリメントを選ぶためには、こうしたことを念頭に置き、ある程度まとまった量の栄養素が配合されたものを選ぶようにしてください。

## 薬との飲み合わせに注意

医薬品を飲んでいる方がサプリメントを飲む場合は、「飲み合わせ」に注意が必要です。サプリメントによっては医薬品の作用を強めたり、逆に弱めたりしてしまう場合があるからです。

まず全般的に申し上げて、医薬品を飲んでいる場合、ハーブ系のサプリメントは控えた方がいいと思います。これらは医薬品と作用が似ているものが多いからです。

## コエンザイムQ10やビタミンDと薬の関係

コエンザイムQ10は、特定のグループの薬を飲んでいる際には、欠乏する可能性が高くなりますので、ここで少し触れておきたいと思います。

それは、コレステロールを下げるスタチン系の薬を飲んでいる場合です。薬品名ではメバロチン、リポバス、ローコール、リピトール、クレストール、リバロなど。これらの薬は体内でコレステロールが作られるのを阻害するのですが、同時にコエンザイムQ10やビタミンDの生成も抑制してしまいます。これは、コレステロールとコエンザイムQ10やビタミンDの合成が途中まで共通の物質として進んでいくからです。

ですから、スタチン系の薬を飲んでいる方は、コエンザイムQ10やビタミンDを積極的に摂取するのがおすすめです。

逆にワーファリンという血栓ができるのを防ぐ薬を飲んでいる方は注意が必要です。

コエンザイムQ10がこの薬の作用を弱めてしまう可能性が指摘されているからです。

いずれにしても、**薬を飲んでいる方がコエンザイムQ10を飲みたい場合は、栄養療法に詳しいお医者さんに相談することをおすすめします。**

## その他、飲み合わせに注意が必要なサプリメント

クロレラ、ビタミンK、ビタミンEには、前述したワーファリンなどの抗血液凝固剤薬との相互作用があります。これらの栄養素はマルチビタミン&ミネラルにも含まれることもあるので、ご注意ください。

また、糖尿病でインスリンが処方されている方は、クロムが入っているサプリメントを飲むと、インスリンの働きを強め、血糖が下がりやすくなります。ですからこのような方が、クロムの入っているサプリメントを飲むときは栄養に詳しいお医者さんに話しておくと安心です。

**いずれにしても病気治療で服薬中の方は、自己判断で特殊なものをお飲みにならない方がいいと思います。**

とはいえ、基本的なビタミン、ミネラルのほとんどについては、野菜や果物などの食材にも入っているものですから、医薬品との飲み合わせをそれほど深刻に心配することはないと思います。逆に医薬品の服用によって欠乏してしまうビタミン、ミネラルもありますから、積極的に補給したいものです。**基本的な栄養素をしっかり摂取することは治療や回復にも役立ちます。**

薬との飲み合わせについては、愛知県薬剤師会のウェブサイト「医薬品との併用に注意のいる健康食品」(https://www.apha.jp/medicine_room/entry-3755.html)が参考になります。

## 栄養素同士の飲み合わせ・過剰摂取の問題

栄養素同士も、飲み合わせによってはお互いの吸収や働きを阻害することがあります。

たとえば亜鉛を大量に摂取する場合は、亜鉛によって銅の吸収が阻害される可能性がありますから、亜鉛と銅の摂取推奨量の比率から考えて、10分の1程度の銅を一緒に摂取するのがおすすめです。

また、ビタミンAとビタミンDもどちらか一方だけを大量に摂取すると、お互いの働きを邪魔してしまいます。

どんな栄養素でも摂りすぎは体に良くありません。ビタミンやミネラルには「耐容上限量」が決められているので、これを超えないように設計されたサプリメントを選べば安心です。その意味でも海外のものは注意が必要です。

## サプリメントも鮮度が大事

野菜や魚と同じように、**サプリメントも「鮮度」が重要**です。

特に、抗酸化物質と呼ばれる栄養素やオメガ3系脂肪酸などは、とても酸化しやすい性質を持っています。

**いったん開けたらなるべく早く、できれば1カ月で飲みきってほしい**と思います。長くても2カ月を限度としてください。

封を開けてから何カ月も置いておく方がいらっしゃいますが、湿気と酸素で栄養素はだんだんと減ってしまいます。せっかくサプリメントに含まれる栄養素をきちんと摂取できないのはもったいないですから、早めに飲みきることをおすすめします。

その意味でも**大量買いはせず、飲みきれる量をこまめに買いましょう**。通販などで「まとめ買いがお得」という売り方をしているところがありますが、サプリメントに関しては「**まとめ買いは損**」だと思ってください。

また、その人に合ったサプリメントを、一回分ごとのパックに分包して渡してくれる「オーダーメイド」のサプリメントは、一見良さそうですが、私には鮮度の問題が気になります。

オーダーメイドサプリメントはほとんどの場合、既製品のサプリメントが何種類か用意されていて、そこから個人に合わせて分包します。分包の作業の間、サプリメントは外気に触れ、天敵である湿度と酸素に触れることになります。湿気ったり酸化したサプリメントは性能の低下が加速します。

分包されると、一つ一つのサプリメントがいつ開封されたものかわからず、賞味期限やボトルに記載された内容も確認できず、さらに分包の手間賃分がサプリメントの性能と関係のないところで原価に加算されます。

ボトルで購入した新鮮なサプリメントを、その場でパックしてくれるケースはまだ良いとして、多くの場合は、鮮度の面と原価がかさむ点から、私はあまりおすすめできないと考えています。

# サプリメントの効果を上げる飲み方

## サプリメントを飲むタイミングは？

サプリメントにはそれぞれ「飲むべきタイミング」があります。**サプリメントに含まれる栄養素がもっとも効果を上げる飲み方をすることが大事**です。

ところがサプリメントは医薬品ではないため、今の日本の制度では「このように飲んでください」とパッケージに書くことができません。「一回に4粒を、毎食後に飲んでください」と書いたら薬機法に触れてしまいます。そのため、「一日12粒を3回程度に分けて水などと一緒にお召し上がりください」という、漠然とした表現になってしまうのです。そこで一応の飲み方の目安をまとめておきたいと思います。

まず**サプリメントの目的は栄養素の補給ですから、食事の一部として摂取するのが**

**基本**です。ほとんどのサプリメントは食後、あるいは食べている最中に一緒に摂るのがおすすめです。食事の際には消化器官が活発に動いているので、栄養素の吸収が効率良く行われるからです。

特にビタミンAやビタミンD、ビタミンEなど脂溶性の栄養素は油と一緒に食べることで吸収が促進されますので、油分が含まれる食事のときに摂るのが良いタイミングです。

ビタミンB群やビタミンCなど水溶性の栄養素は、汗や尿に溶けて体外に出ていってしまいます。ですから、まとめて飲むよりもこまめに分けて飲んだ方が良いでしょう。逆に脂溶性の栄養素はすぐには体外に排出されませんから、過剰摂取に気をつければ、ある程度まとめて飲んでも大丈夫です。

## 空腹時に飲むべき成分

例外として、食事と一緒に摂らない方がいいサプリメントもあります。たとえば有害金属の排出作用が期待でき、抗酸化物質でもあるαリポ酸。αリポ酸はとても反応性が高いので、食事と一緒に摂ると、ほかの食べ物のミネラル分などと反応してしまう可能性があります。だから、**αリポ酸を摂るときは空腹時がおすすめ**です。

また**カルシウムやマグネシウムもまとまった量を摂る場合は、食事とは別に摂る方がいい**でしょう。カルシウム、マグネシウムはアルカリ性なので、胃酸を中和して胃液を弱め、消化を悪くしてしまう可能性があるためです。日本人はただでさえ、胃液が出にくい人、少ない人が多いので、気をつけた方がいいでしょう。

## 食後2～3時間後に飲むべき成分

**アミノ酸のサプリメントは食後2～3時間後に飲むのがいい**と思います。

アミノ酸が消化管に入ると、まっさきに小腸の内壁の細胞が取り込みます。小腸の上皮細胞の寿命は24時間程度しかありません。どんどん細胞分裂して新しい細胞に置き換わっているのです。それだけ激しく細胞分裂するために、小腸は大量のアミノ酸を必要としています。ほかに、体内の化学工場としていろいろな物質を作り出す肝臓も、アミノ酸を多く必要とします。普通にアミノ酸を摂取しても、腸と肝臓に取られてしまい、体の他の部分にはなかなか流れていかないのです。

これを解決するには、食事によって、腸と肝臓にアミノ酸が行き渡った、食後2～3時間後くらいを見計らってアミノ酸のサプリメントを摂るのがおすすめです。

アミノ酸は全身の健康状態を良くしたい人、肌荒れなど美容のために飲む人が多いと思いますが、期待する効果を発揮させるためにもこうした飲み方がいいと思います。

## お茶で飲んでもいいの？

よく、「サプリメントは何と一緒に飲んだらいいですか？」と聞かれますが、安心なのは真水です。食後のお茶と一緒に飲みたいという方もいると思いますが、お茶に含まれるタンニンが、ミネラルなどの吸収を邪魔することがあります。

**せっかくの栄養素を十分に生かすためにもお水が一番**です。

## どのくらいの期間飲めばいいのか

サプリメントはどのくらいの期間飲めばいいのかという質問もよく受けます。

サプリメントを飲むのにはみなさんそれぞれ理由があると思います。**その症状なり悩みなりが解消できて、もう少し余裕を持たせてから、徐々に止めればいい**と思います。本当は、栄養療法に詳しい先生から、「もう卒業していいでしょう」といってもらうのが一番いいのですが。

「元気に長生きするために一生飲み続けましょう」などというメーカーもありますが、そんなことはありません。

マルチビタミンなどの基本的な栄養素であればずっと飲んでもいいと思いますが、そういうものはやはり野菜や果物など食事から摂るのを基本にしてください。

## サプリメントの効果を妨げるもの

栄養状態が良くないことが原因で体調が優れない方にとって、サプリメントは切れ味良く健康を回復させてくれる便利なツールです。

ただ、中にはサプリメントを飲んでもなかなか改善しない方もいらっしゃいます。それは、一人一人体質も生活環境も異なり、サプリメントの効果を発揮しにくいさまざまな状況が存在するからです。

それらは「有害ミネラルの蓄積」、「腸内環境の悪化」、「胃液の分泌が不十分で消化が不完全」、「症状が治まったのに、漫然と服用している『胃液を止める医薬品』」、「過度なストレスによって、胃腸の機能が低下し、副腎が疲弊している」、「本人も気づいていない遅発型フードアレルギーの存在」などです。

**自分の体質や状況に合わないサプリメントを摂り続けると、サプリメントが原因で一層体調を崩してしまう可能性**もあります。

こうしたことも、私が自己判断でサプリメントを摂取せず、栄養療法に詳しいお医者さんに相談することをおすすめする理由です。

# 第4章

# お悩み・症状別栄養素の摂り方

## 悩みや症状に合わせてサプリメントを選ぶには

サプリメントの選び方、飲み方についてご理解いただけたところで、本章ではお悩みや症状別にどのような栄養素・機能性成分を摂ればいいいか、私のおすすめを述べさせていただきます。

ただし、あくまでも栄養補給という観点から申し上げておりますので、治療の代わりにはならないことをご承知ください。

また、本章で述べているのは「栄養素・機能性成分」であって、必ずしもサプリメントを指しているわけではありません。これらの栄養素を食品から摂ることももちろん可能です。要は、なんらかの症状に悩んだとき、あるいは予防として、これらの栄養素を意識して摂取していただきたいということです。

## 毎日のプチ不調に

### ☑風邪・インフルエンザ・新型コロナウイルスなどの感染症

**ビタミンA、ビタミンC、ビタミンE、そしてビタミンDがおすすめ**です。風邪もインフルエンザ、新型コロナウイルスもウイルス性疾患ですから、体の中に入って増殖をはじめたウイルスを、なるべく早い時点でやっつけることが重要です。それは免疫細胞（リンパ球）の担当ですが、ビタミンA、ビタミンC、ビタミンEはこの免疫細胞を元気にしてくれる栄養素です。

またビタミンAは粘膜を強くする作用がありますから、感染症の予防効果がありますす。ビタミンDも前述のように、インフルエンザに留まらず、感染症対策に役立ちます。

## ☑眼精疲労、加齢に伴う眼の疾患

**βカロテン、ビタミンC、ビタミンE、亜鉛、アスタキサンチン、DHA、αリノレン酸、ルテイン、アントシアニン、アントシアニジン**などが役に立つと思います。

こうした栄養成分は、歯科医の先生方の間で人気があります。歯科医は眼を酷使する仕事ですから、一日が終わると眼精疲労を訴えるケースが多いのです。

同じ理由で外科の先生も眼が疲れている方が多いようです。そういう方が眼をサポートする成分を摂ると眼の疲れがだいぶ違うそうです。

加齢とともに水晶体が白濁していく白内障は、ビタミンCの摂取により、発症が予防されるという研究報告があります（131ページ参照）。

また欧米の主要な失明原因であり、日本でも増加している「加齢黄斑変性症」の進行が、βカロテン、ビタミンC、ビタミンE、亜鉛、銅、ルテイン、ゼアキサンチンの摂取で抑制されたという研究（AREDS、AREDS2）もあります。

## ☑ 睡眠障害

睡眠をもたらすホルモンとしてメラトニンが有名ですが、日本ではサプリメントとしての使用が認められていません。アメリカでは人気の素材で、普通にサプリメントショップなどで購入できます。おそらく、有効性と安全性が高いために、これが日本で自由に購入できるようになると、大きな市場規模のある睡眠剤が売れなくなるからだろうということが、まことしやかにいわれています。

メラトニンは、体内で作られる睡眠のためのホルモンですから、これがきちんと作られていないと睡眠障害が起こります。

メラトニンを作るには材料としての栄養素が必要です。メラトニンは脳内の神経伝達物質であるセロトニンから作られます。セロトニンの材料は**アミノ酸の一種であるトリプトファン**です。トリプトファンが、**葉酸**、**ナイアシン**、**鉄**、**ビタミン**$B_6$、**マグネシウム**のサポートでセロトニンとなり、メラトニンになるのです。

もう一つ大事なのは眼に入る光の量です。セロトニンは十分な光が眼に入ることと運動によって作られ、夜の間にメラトニンに変えられていきます。昼に日光を浴びて活動し、ちゃんとセロトニンを作っておき、夜になったらしっかり暗くすることでメラトニンが生成されます。昼間に室内で過ごしたり、深夜までテレビを見たりするなど、生活リズムが乱れている人は睡眠障害になりやすいので注意してください。

最近は寝る前にパソコンやスマホなどのディスプレイを見る人が増えています。これらが発する「ブルーライト」が眼に入ると脳は「今は昼間なんだ」と認識してしまい、睡眠障害を招きやすくなります。夜はパソコンやスマホを控えるか、どうしても作業するならば、ブルーライトカット機能のあるメガネを使用されることをおすすめします。

見落としがちなのに、影響が大きいのはカフェインの摂取です。よく知られているように、カフェインは覚醒作用が強いので、夕方以降に摂取すると睡眠の邪魔になります。コーヒーだけではなく、緑茶、紅茶、ウーロン茶、ほうじ茶、番茶、エナジードリンク、コーラなど、いろいろなものに含まれていますから夕刻以降の飲み物に注意しましょう。
「眠れない」と訴える高齢者の方に夕食後に飲んでいた緑茶を止めてもらうと、よく眠れるようになるケースが多いそうです。

## ☑頭痛

**コエンザイムQ10、マグネシウム、ビタミン$B_6$、EPA、DHA**などが役立ちます。またビ**タミンB群、鉄**（特に女性）なども役に立つことがあります。ハーブの**ボスウェリア、MSM（メチルスルフォニルメタン）**なども有望です。血行を良くするという意味でイチョウ葉も良いでしょう。

ただし、頭痛にはいろいろな原因が考えられるので、専門医に相談することが基本です。まずは頭痛の原因を究明することが大事で、それによって摂取すべき栄養素も変わってきます。

女性の場合は、鉄分不足から来る頭痛が意外にも多いようです。また頭痛薬の使いすぎが原因で頭痛が起きていることもありますから、ご注意ください。

## ☑便秘

便秘時にはグアガムなどの**食物繊維**や、ケストースなどの**オリゴ糖、マグネシウム**がおすすめです。腸の環境を改善するため、下痢の項目でご紹介する**有用菌、グルタミン、ビタミンA、亜鉛**も役に立つと思います。

## ☑下痢

腸内の環境を整えるための**有用菌、食物繊維、オリゴ糖、グルタミン、ビタミンA、ビタミンD、亜鉛**などがいいでしょう。

有用菌は自分の体と相性のいいものを探すことをおすすめします。ヨーグルトやサプリメントがいろいろな会社から出ていますが、菌がそれぞれ違います。いろいろ試してみて、ご自分に合ったものを探してください。相性のいいものに巡りあえば、2

～3日で違いが実感できると思います。

なお、**ヨーグルトを食べるときは空腹時を避けることをおすすめ**します。空腹時は胃の中の酸性が強く、ヨーグルトの乳酸菌が死んでしまうからです。

もう一つの注意は、牛乳にアレルギーがある人にはヨーグルトは合わないということです。すぐに症状が出ない遅発型フードアレルギーに気づかずにヨーグルトを愛用していると、食べれば食べるほど体調が悪くなってしまいますのでご注意を。お漬物などでも乳酸菌は摂れますので、乳製品が苦手な方はこちらがおすすめです。

グアガムはおすすめの食物繊維です。大腸で善玉菌の働きによって「短鎖脂肪酸」に分解されて大腸の環境を改善します。便秘と下痢の両方に良い効果があるとされています。

## 女性特有・男性特有の悩み

### ☑不妊

昨今取り上げられることの多い不妊も栄養欠乏と無関係ではありません。妊娠のためには、母体の栄養状態が良好であることが大切です。

女性の場合、まずは**鉄の不足を確認して、必要に応じて補給**することが重要です。

また、ストレスや活性酸素対策のために十分な抗酸化栄養素を摂取することをおすすめします。特に、さまざまなホルモンの生成にかかわっている副腎をサポートする意味でも、**ビタミンC**が重要です。

また、**ビタミンD**も「妊娠率の向上」「胚の発育のサポート」「流産リスクの低減」など、妊娠を望む女性にとってきわめて重要な栄養素であることが明らかになってきています（https://doi.org/10.1186/s12958-023-01068-8）。

厚生労働省が発表している「日本人の食事摂取基準」に「国民健康・栄養調査」を

照らし合わせてみると、20代・30代の日本人女性が多くの栄養素の摂取不足の状況にあることがわかります。特に不足が深刻なのは、**ビタミンA、ビタミンD、ビタミン$B_1$、ビタミン$B_2$、ビタミンC、カルシウム、マグネシウム、鉄**などです。これらの栄養素の補給を心がけることを、妊娠を望むすべての女性に推奨します。

男性不妊の場合も、栄養補給が重要なことは女性と同じです。特に大きなストレスを受けながら働いている方の場合、女性と同様にビタミンCを中心とした抗酸化栄養素を意識して補給してください。

## ☑妊娠中

妊娠中は特に栄養バランスには気を遣いたいものです。必須栄養素が一通り必要です。特に**ビタミンA（摂りすぎには注意。大量に摂る場合は、医師の指導を受けるか、βカロテンの形で摂取するのが安心）、ビタミン$B_6$、ビタミンD、ビタミンE、葉酸、鉄、亜鉛をしっかり摂るほか、オメガ3系脂肪酸、乳酸菌、食物繊維なども不**

**足がないよう**に摂りましょう。

母体の栄養状態は、生まれてくる赤ちゃんの栄養状態に直結します。「不妊」の項も参考にして、ご自身とお腹の赤ちゃんの両方のために、良い栄養状態を保ってください。

妊娠の初期に必要な栄養素に**葉酸**がありますが、葉酸の欠乏によって胎児に先天性の異常が起こるケースは日本では欧米ほど多くありません。ただ、必要なことには違いないので、妊娠の可能性のある女性は摂取した方がいいと思います。必ずしもサプリメントで摂る必要はなく、新鮮な野菜や果物をしっかり摂る方法でもＯＫです。オレンジ、みかんなどの柑橘類も葉酸を多く含みます。

また、生まれてくる赤ちゃんの腸内細菌叢はお母さんから引き継がれますので、**有用菌や食物繊維**を摂取してご自身の腸内環境を整えることにもご留意ください。

## ☑更年期障害

**EPA、女性ホルモン様物質であるイソフラボンを含む大豆**をおすすめします。イソフラボンの活性型である「エクオール」を含むサプリメントも販売されています。腸内にエクオールを産生する細菌がいない方の場合は、こちらをお使いになるのが良さそうです。

ちなみにエクオールを産生する細菌が腸内にいるかどうかを判定する尿検査がありますので、興味のある方は、確かめてみると良いでしょう。

このほか**ビタミンB群や、ビタミンE、コリン、イノシトール、亜鉛、マグネシウム、セレン、カルシウムも役に立つ**と思います。

## ☑生理痛（月経前症候群）

**カルシウム**のほか、**イチョウ葉、ビタミン$B_6$、ビタミンE、マグネシウム、EPA、DHA**がすすめられます。特にビタミン$B_6$は神経伝達物質の生成にかかわりが深いので重要です。

ビタミンEとイチョウ葉は血流を良くする働きがあります。

生理痛で悩んでいる人は少なくないと思いますが、寝込むほどひどい場合は、医療機関を受診するとともに、栄養状態を見直してみることをおすすめします。

## ☑男性機能（勃起障害・ED）

EDの根本原因は血管の機能不全による血流障害です。順調に血液が流れないと、海綿体に十分な血液を送り込むことができず、うまく勃起できないわけです。つまり、EDは生活習慣の乱れが最初に下半身の血管の機能障害として現れているものと考えるべきと思います。

まず行うべきなのは、運動（有酸素運動）をして血流をよくすること、食事を見直してきちんと栄養を摂るとともに、血糖値の急激な上昇を避けて血管にダメージを与えないようにすることでしょう。

サプリメントを使うのであれば、やはりまずはマルチビタミン&ミネラルがおすすめです。血流をサポートしてくれる栄養素にはビタミンE、亜鉛、マグネシウム、EPAなどがあります。また、アミノ酸の一種であるアルギニンは、血管を広げ血流のサポートをしてくれるとされています。

それでも改善しないという場合には、お医者さんにかかることをおすすめします。

## ☑骨粗しょう症

**カルシウム、マグネシウム、ビタミンD、ビタミンK**がもっとも優先して摂取すべき栄養素です。ほかに**亜鉛、魚油、銅、マンガン、イソフラボン**なども挙げられます。

骨粗しょう症は骨量が低下して起こるといわれてきましたが、最近では量とともに「質」が大事だといわれています。骨はカルシウムでできていると考えられている方が多いと思いますが、実は骨の体積の半分はたんぱく質のコラーゲンでできています。コラーゲンがしなやかさを失ってもろくなると骨が折れやすくなります。

ただしコラーゲンそのものを飲んでもあまり意味がありません。コラーゲンの材料となるのは**アミノ酸**ですので、しっかりとたんぱく質を摂り、コラーゲンの生成をサポートする**ビタミンCと鉄**、そしてコラーゲンの質を維持してくれている**ビタミン$B_6$、ビタミン$B_{12}$、葉酸**をきちんと摂取することです。

なお、コラーゲンのしなやかさを奪うのは、過剰な糖分による糖化ストレスと、活性酸素による酸化ストレスです。骨の健康のためにも、これらを避ける生活が大切です。

## お肌・アンチエイジング対策

### ☑美白

白い肌のためにおすすめなのは、まず**ビタミンC**、そして**グルタチオン**です。これらはメラニン色素の生成を抑える働きをしてくれます。

グルタチオンは体内で3種類の**アミノ酸**（グリシン・システイン・グルタミン酸）から作られる物質です。これらのアミノ酸のうち、不足しやすいのはシステインです。魚や卵などの動物性たんぱく質に多く含まれているので、意識して摂りましょう。

また、紫外線の害からお肌を守ってくれるのは、各種の抗酸化物質です。**βカロテン**や、トマトの**リコピン、コエンザイムQ10**などは、紫外線を受けた肌のダメージを軽減してくれるので、おすすめです。

## ☑保湿

お肌の保湿をサポートしているのは、油分です。特に**オメガ3系脂肪酸であるαリノレン酸**は摂取した量の半分が皮膚に利用されるほどお肌の細胞に必要とされ、保湿の重要な要素であるセラミドの分泌をサポートします。

健康な肌のためには、ほかにも十分な**たんぱく質、亜鉛、ビタミン$B_{12}$、葉酸**なども重要です。

## ☑AGA（薄毛・抜け毛）

**亜鉛**や、**ビオチン**の摂取がおすすめです。ビオチンはビタミンB群の一つでアミノ酸の代謝にかかわる酵素の補酵素としての働きを持ちます。

ほかに、**たんぱく質（アミノ酸）**、**ビタミン$B_6$**、**パントテン酸**、**鉄（特に女性）**、**ビタミンC**など抗酸化栄養素（男性ホルモンの酸化を防ぐ）もおすすめです。

男性の薄毛は、男性ホルモンが酸化されて「ジヒドロテストステロン」という物質ができ、これが毛根を傷めてしまうのが原因とされています。ですから栄養素でいえば男性ホルモンの酸化を防ぐために、抗酸化物質をきちんと摂ることが大切です。

女性で薄毛をお悩みの場合、栄養の面では、**鉄**と**アミノ酸**の不足が考えられます。アミノ酸は髪の毛の材料であり、鉄は貧血の度合いにかかわらず、摂取することで抜け毛の治療に役立つという報告があります。

特に女性はダイエットなどをして偏った食生活で栄養不良になり、そこから抜け毛が起こることもあります。

薄毛用のサプリメントもいろいろ販売されていますが、あまり耳慣れない特殊な素材が原料になっているものには手を出さない方が賢明だと思います。男性の場合はフィナステリド（プロペシア）、デュタステリド（ザガーロ）、ミノキシジルなどの治療薬があるので、お医者さんに相談されて、それを使うのが一番確実で早いでしょう。

## ☑アンチエイジング・健康長寿

食べすぎを避けること、適度な運動（最大心拍数の7割くらいで30分くらい、週2〜3回）をすること、抗酸化栄養素である、**βカロテン、ビタミンC、ビタミンE**、抗酸化酵素の構成成分となる**亜鉛、セレン、マンガン**などを摂取することがポイントです。

食べすぎが良くないのは、肥満を招くこともありますが、血糖値を上昇させることが体を構成するたんぱく質に糖化ストレスをもたらすとともに、長寿遺伝子の働きを妨げるからです。糖尿病の方が、ガンの発症率が高く、寿命も短いのはこうしたことが理由です。炭水化物や甘いものを大量に食べることは、血糖値を急上昇させるので注意してください。

## メンタル・疲労

### ☑ストレス

ストレスに対抗して頑張っている副腎（第3章参照）をサポートしてくれる**ビタミンC**、および**パントテン酸を中心にしたビタミンB群**がおすすめです。

ほかにも**ビタミンE、βカロテン、亜鉛、セレン、マンガン、αリポ酸、コエンザイムQ10**も役立ちます。

## ☑イライラ・うつ症状

安定した気持ちを維持するためには、ＧＡＢＡ、ドーパミン、ノルアドレナリン、アドレナリン、セロトニン、メラトニンなど、脳内の神経伝達物質が必要に応じて産生され、バランスを保って働くことが重要です。

これらの神経伝達物質は**アミノ酸**をもとに、**鉄、亜鉛、銅、マグネシウム、ビタミン$B_6$、ビタミン$B_{12}$、ナイアシン、葉酸、ビタミンC**などのサポートを得て作られています。

これらの栄養素が不足していると、気分を安定させるＧＡＢＡや、やる気をもたらすドーパミン、幸福感をもたらすセロトニン、睡眠を誘導するメラトニンなどが、円滑に作れなくなってしまいます。

その結果、イライラしたり、落ち込みやすくなったり、眠れなくなったりします。

日本人女性には鉄が不足している方が多いので、こうした症状を感じるようであれば、鉄が十分に摂れているのかを確認してみることをおすすめします。

鉄不足は、血液検査のヘモグロビンで判断することが多いのですが、しっかり把握するには、貯蔵鉄の状況を把握する「フェリチン」という項目を測定するのがおすすめです。心当たりのある方は、お医者さんに相談なさってみてください。

また、血糖値の乱高下が気分の不安定につながっていることもあります。こちらについては第5章の228ページで解説しています。

そして、睡眠障害の項で触れたカフェインは交感神経を刺激して自律神経のバランスを崩しやすいので、気持ちの安定を求める場合にも避けることをおすすめします。

## ☑疲労

エネルギー生産にかかわる、**ビタミンB群、鉄（特に女性）、コエンザイムQ10、αリポ酸**などの摂取がおすすめです。

またストレスに対応するホルモン（コルチゾール）を作り出しているのは副腎だと述べましたが、この副腎が消耗すると、寝起きが悪かったりやる気が起きなかったりする状況に陥ります。副腎をサポートしてくれるビタミンC、およびパントテン酸を中心にしたビタミンB群はここでも必要です。

## ☑関節痛（変形性関節炎）

序章でもご紹介した**N-アセチルグルコサミン**がいいでしょう。ほかには**Sアデノシルメチオニン（SAMe）、ナイアシン、βカロテン、ビタミンC**、自然界に存在する**イオウ化合物のMSM（メチルスルフォニルメタン）、ビタミンE**なども役に立つ成分です。

膝関節の痛みの根本的な原因は、多くの場合、体重過多と筋肉の衰え、運動不足によるものです。早めに医師や運動の専門家に相談し、体重をコントロールするとともに、脚の筋肉を回復させるために適切なトレーニングをおすすめします。

なお、軟骨には血管が通っていないため、軟骨の細胞は血液から酸素や栄養素を受け取ることができません。代わりに関節液が軟骨に浸み込み、酸素や栄養素を届けると同時に老廃物を取り除いています。

このプロセスは、軟骨が圧力を受けたり解放されたりすることによって行われますから、軟骨を維持するためには、痛みの少ない方法で膝を動かすようにすることをおすすめします。

## ☑肩こり・腰痛

**EPA、DHAのほか、ビタミンB群、ビタミンE、鉄（特に女性）、イチョウ葉なども良いと思います。**

EPA、DHAなどのオメガ3系脂肪酸は炎症を抑える作用があります。また血流を良くするという意味でビタミンE、イチョウ葉をおすすめします。

女性に案外多いのは、鉄不足による肩こりや腰痛です。鉄の不足によって筋肉の細胞が酸素不足やエネルギー不足に陥り筋肉が正常に機能せず、肩こりや腰痛が発生するのです。

## ☑貧血

すでにお話ししたように、**鉄**は体内でさまざまな働きをしている、大切なミネラルです。この鉄が不足すると、赤血球やその中のヘモグロビンが円滑に作り出せず、「貧血」の状態となります。

しかし鉄以外にも赤血球をきちんと作るためには、いろいろな栄養素がかかわっています。

赤血球を作るために必要な栄養素の顔ぶれは以下の通りです。

- **ビタミンA**：幹細胞から赤血球への分化をスタートさせる
- **ビタミン$B_{12}$、葉酸**：赤血球を成熟させ毛細血管を通れるサイズに小さくする
- **鉄、たんぱく質、ビタミンB群**：ヘモグロビンを合成し、酸素運搬能力を与える

赤血球の寿命はおおむね120日です。全身に酸素を運搬するに際して細い血管の中を通り抜けるため、細胞膜には強度としなやかさが求められます。この観点からは、細胞膜の強度を上げるコレステロールや、活性酸素のダメージから細胞膜を守る**ビタミンE**が重要です。

## 生活習慣病などの予防

### ☑ 糖尿病

**αリポ酸、グアガム、亜鉛、クロム**（医療機関でインスリンの処方を受けている方は、血糖値が下がりやすくなるので、お医者さんに相談しながら摂取してください）、**ビタミンB群、マグネシウム、EPA、DHA**などが効果のある素材とされます。

糖尿病では、糖尿病そのものよりも糖尿病性腎症、糖尿病性網膜症などの合併症が恐ろしい存在です。

糖尿病は糖の代謝障害ですから、栄養面では、糖質の摂り方に気をつけた食事（糖質の摂取量を減らす、血糖値を上げにくい食材を食べる、糖質を食べる順番を後にする、など）を行うことと、**ビタミン$B_1$**をはじめとする**ビタミンB群**を十分に摂取することです。さらに血流をスムーズにするために、**ビタミンEやイチョウ葉**も役立ちます。

また糖尿病では血管がもろくなるリスクがありますから、血管の健康を守るために**ビタミンC**も大切です。

動物実験の結果ではありますが、**プテロスチルベン（メチル化レスベラトロール）**という物質も、糖代謝を正常にする効果があると期待されています。

なお、運動するとインスリンの働きによらずに、筋肉がブドウ糖を取り込んでくれますから、炭水化物を摂取したら散歩などをして筋肉を動かすようにするのがいいでしょう。

## ☑ 心臓病

**EPA、DHA**を中心として、**αリノレン酸、ナイアシン、アルギニン、カルニチン、クレアチン、コエンザイムQ10**などが役立つ栄養素として挙げられます。

（ただし、大量のナイアシン摂取は心臓病のリスクを上げるという報告があるので、耐用上限量を越えないようにご注意ください。また、アルギニンは心筋梗塞を発症した後はおすすめしません）

このほか**ビタミン$B_6$、ビタミン$B_{12}$、ビタミンC、ビタミンD、ビタミンE、葉酸**もいいと思います。

EPA、DHAなどのオメガ3系脂肪酸は心臓病のリスクを減らしてくれます。

また、アミノ酸の代謝物であるホモシステインが、血管の老化を促進する物質として注目されています。ビタミン$B_6$、ビタミン$B_{12}$、葉酸は、このホモシステインの処理をサポートする栄養素ですから、心臓や血管のケアの心強い味方になると思います。

ビタミンCは、コラーゲンの合成に不可欠であるとともに、抗酸化作用によって血管の健康を守ってくれます。
ビタミンＤも血管の内皮細胞の健康を維持するのに役立ちます。

## ☑脳卒中

脳卒中も血管の病気ですから、心臓病に役立つ栄養素である**ＥＰＡ、ＤＨＡ、ビタミンＣ、そしてイチョウ葉**などの顔ぶれが役に立ってくれます。

心臓病の項でも触れたように、血管にダメージを与えるのは、ホモシステインです。ですから、**ビタミン$B_6$、ビタミン$B_{12}$、葉酸**は脳の健康のためにも役に立ってくれます。同様に**ビタミンＤ**も良いと思います。

## ☑高脂血症

**ナイアシン**の大量摂取が高脂血症に効果的なことが知られていますが、大量のナイアシンを摂ると「ナイアシンフラッシュ（毛細血管が拡張し、顔が赤くほてったり痒

み を発する)」が起こりやすいので、あまり一般的にはおすすめできません。

余分なコレステロールは、**ビタミンC**の働きで胆汁として小腸に分泌されますので、十分なビタミンCの補給がおすすめです。

ただし、胆汁はまた吸収されて体内に戻ってきますから、再吸収を抑制してくれる**食物繊維**を補給しておくことが大事です。食物繊維は糖分や脂質の吸収を抑え、有用菌を増やして腸内環境を改善する役にも立ち、一石三鳥です。

なお、高脂血症が問題だからといって、コレステロールや脂肪分を控える食事に熱心に取り組んでも、実はあまり効果がありません。

脂質やコレステロールは、ブドウ糖やたんぱく質、脂質が分解される途中で作られる、「アセチルCoA」を材料にして体内で合成されます(アセチルCoAは「アセチル・コエー」と読み、酢酸にCoAが結合したものです。CoAは「補酵素A＝コエンザイムA」という意味でビタミンB群の一つであるパントテン酸が重要な構成要素になっています。このことから、パントテン酸がとても重要な物質であることがわかります)。

アセチルCoAは、血糖値が低いときには、分解されエネルギーに変換されるのですが、血糖値が高い状態にあると、脂肪やコレステロールの合成に回されます。特にコレステロールは、食事から摂取する3倍くらいの量が体内で合成されますので、摂取量に気をつける以上に血糖値が高くなりすぎないように、糖質の摂取に気をつけるのが正しいアプローチになります。

ただし、極端な糖質制限は、肝臓や腎臓、副腎にトラブルを抱えている方、筋肉が少なく血糖の維持が苦手な方が行うと、体に負担をかけてしまいますので、自己判断で行わず、栄養療法に詳しいお医者さんに相談するようにしてください。

## ☑認知症予防

認知症の発症メカニズムが解明されているわけではないため、確実に予防するのはなかなか難しいと考えられますが、脳の血流を維持する栄養素、脳細胞の円滑な活動を支える栄養素を補給することが役立つでしょう。

そうした観点から、血流を良くする**イチョウ葉、ビタミンE、EPAやDHA**には期待が持てます。ＥＰＡやＤＨＡはしなやかな細胞膜を構成し、脳細胞が柔軟に軸索（突起）を伸ばせるようにもしてくれます。

記憶や認知に関係する神経伝達物質が作られるのをサポートする、**鉄**や**マグネシウム**などのミネラル、**ビタミン$B_6$、ビタミン$B_{12}$、ナイアシン**も役に立ちます。エネルギーの生産をサポートする**コエンザイムQ10**も有望です。

脳の血管の健康を保つことも認知症の予防に役立ちますので、心臓病や脳卒中の項でお話ししたのと同様に血管にダメージを与えるホモシステインの処理をサポートする**ビタミン$B_6$、ビタミン$B_{12}$、葉酸**も良いと考えられます。

以前、クライアントのドクターと一緒にご高齢の方の血液データと認知機能の関係を調べた際に、血液中のビタミン$B_{12}$濃度が高い高齢者ほど、認知機能が優れているという傾向が見られました。

また、玄米に多く含まれる**フィチン酸**や、細胞膜の構成物質であり、神経伝達物質のアセチルコリンの原料にもなる**ホスファチジルコリン**なども、認知機能に良い効果を持つことが明らかになってきています。

## その他

### 飲酒

大量の飲酒は体に負担をかけます。お酒をよく飲む人、肝臓病が心配な人は、**ナイアシンを主体にビタミンB群**をしっかり摂取することをおすすめします。アルコールの分解にはたっぷりのビタミンB群が必要です。さらに**ビタミンC**をはじめとした抗酸化物質で肝臓を守ってください。

また、何も食べずにアルコールを摂取すると低血糖になりやすいので、つまみを食べながら飲むべきでしょう。

少量のアルコールであっても、脳の認知機能にはマイナスという研究もあるので、飲酒は避ける方が安全ではあります。

## ☑タバコ

タバコは体にとっていいことが何もありません。禁煙することが一番です。栄養の面からもタバコを一本吸うと25㎎から50㎎以上のビタミンCを消費してしまいます。タバコの害をなかったことにする方法はありませんが、どうしてもタバコを吸うなら、最低限その分の**ビタミンC**を補給するべきでしょう。

なお、喫煙者がβカロテンを摂取すると、肺がんリスクが増えるという研究もありますから、タバコを吸っている人は摂取を控えた方が良いでしょう。

## ☑勉強・学習

脳内の神経伝達物質の原料になる**アミノ酸**に加え、**ビタミンB群、ビタミンC、亜**

**鉛、マグネシウム、オメガ3系脂肪酸**の摂取がおすすめです。

女性の場合は、**鉄**が欠乏しやすく学習にマイナスですので、勉強のためにも鉄の補給を意識してください（135ページ参照）。

## ☑デトックス（重金属排出）

魚介類を多く食べる日本人は、体内に水銀が蓄積されていることが多く、水銀の影響を受けやすい体質の場合、いろいろな症状に悩まされることがあります。

水銀は、大型の魚類（マグロ、カツオなど）から体内に侵入することが多いので、まずはそれらを食べる頻度を減らすことが大事です。また、昔よく使われた水銀を使った歯の詰め物（アマルガム）も水銀が体内に入る主要な経路ですので、信頼できる歯科医院で除去することをおすすめします（アマルガムを除去する際には、大量の水銀に曝露する可能性が高いので、そうしたことに対する十分な措置を施してくれる歯科医に除去してもらう必要があります）。

水銀を排泄する働きのある栄養素としては、**ビタミンC**をはじめ、**αリポ酸、含硫アミノ酸（メチオニン、システイン）、グルタチオン**などが挙げられます。また、**イオウ化合物**を多く含むパクチーなどの香味野菜も効果が期待できます。

さらに、有害ミネラルは「必須ミネラルがあるべき場所」を代わりに占めてしまうことで悪影響を及ぼしますので、必須ミネラルが十分に体内に存在するようにしておくことも大事なポイントです。**カルシウム、マグネシウム、亜鉛、セレン、マンガン、鉄、銅**などが日頃から不足しないように注意してください。

特に亜鉛は有毒物の排出をサポートするたんぱく質の構成要素になりますし、セレンは水銀の毒性を防ぐ働きがあるとされています。

重金属は、70％が便から排出されるので、お通じをスムーズにすることも大切です。有用菌や食物繊維の摂取を心がけましょう。

# 第5章

# 一番大事な身体の仕組みとサプリメントとの付き合い方

# あなたの栄養は足りていますか？

## 現代人は栄養失調？

「健康」は私たちが幸せに生きていくためにもっとも大切な条件の一つです。そして、本書で再三述べてきたように、サプリメントは健康を支える栄養状態を改善するための便利なツールです。

上手にサプリメントを選び、使いこなすための土台は「私たちの身体を支える基本的なメカニズムへの理解」を深めることだと私は考えます。

この章では本書の締めくくりとして、私が読者のみなさんにお伝えしたいことをまとめておきたいと思います。

まずは栄養の話です。

実は多くの現代人は「**栄養失調**」に陥っています。

この飽食の時代、いつでもどこでも好きなものが食べられる時代に、栄養失調といってもピンと来ない人が大半でしょう。

確かに戦後のような食料のない時代の栄養失調は姿を消していますが、また別の形の栄養失調が広がりつつあるのです。

「**新型栄養失調」あるいは「現代型栄養失調」という言葉**をご存知でしょうか。これは三大栄養素である、炭水化物、たんぱく質、脂質は十分足りているけれど、微量栄養素であるビタミン、ミネラルが不足していることから起こるものです。

本書を今まで読んでくださったみなさんは、いかにビタミンやミネラルの不足や欠乏が体の健康を損ねるか、ご理解いただいていると思います。

以前は私自身も、現代の日本においてこのような栄養失調状態が存在することが不思議でなりませんでした。世界中の食材が集まり、お金を出せば手軽においしい食事を摂ることができる日本で、なぜ栄養不足で体調を崩す人がこんなに多いのか？

私の疑問を解消してくれたのは、『食事でかかる新型栄養失調』（小若順一ほか著、三五館）という一冊の本でした。

この本では、実際にコンビニや持ち帰り弁当、宅配弁当、テイクアウトの惣菜、レトルト・インスタント食品、ファストフードなど、私たちが口にすることの多い加工食品のミネラルを実測して、その値を公表しています。

それを見ると、加工食品に含まれるミネラルがきわめて貧弱であることがよくわかります。

一方、総務省が発表している「家計調査」を見ると、21世紀になるとともに、日本の家庭は生鮮食品よりも、加工食品や外食に多くのお金を払うようになっていることが読み取れます。農林水産省の推計でも、私たちの口に入る農作物の8割（金額換算）が、加工・調理されたものになっているそうです。

つまり、**ビタミン、ミネラルの足りない「新型栄養失調」が起こる原因は「加工食品」が日常的に私たちの食事に入り込んできたことにある**のです。

『食事でかかる新型栄養失調』は絶版になっていますが、同じ著者による『脳にも悪い！　違反食品』（小若順一ほか著、三五館シンシャ）がアップデート版として出版されていますので、興味のある方はご参照ください。

## 若い女性の深刻な栄養欠乏

栄養療法を実践されるドクターにお聞きすると、栄養素の不足で体調を崩している人はきわめて多いそうです。

特に**若い女性がびっくりするほど栄養欠乏症になっている**ようです。多いのは鉄不足、あるいはビタミンＡ、ビタミンＢ群、ビタミンＤ、ビタミンＣ、カルシウム、マグネシウムの不足です。

このような栄養素の不足があると、朝起きられない、だるい、疲れやすい、冷え性など、さまざまな症状が起こってきます。慢性頭痛や生理痛で悩んでいる人も多いようです。

**不調なのが当たり前になってしまい、自分自身が不調であることすら認識していない人も多い**のです。そういう方が栄養療法に詳しいドクターにアドバイスをしてもらうと、てきめんに体調が良くなるそうです。

「体ってこんなに軽いんですね」「頭痛に悩まされずにいられるのは、久しぶりです」「こんなに速く歩けるものなんですね」「朝起きるのがこんなにラクだとは思いませんでした」「顔色が良くなって、ファンデーションの色を変えました」など、驚きと喜びの声が上がるそうです。この感想からは彼女たちは若いのにまるで高齢者のような体調で暮らしていたことがうかがえます。

こうした体の不調もそうですが、ほかにもさまざまな生活習慣病、心の病など、現代人の多くは病気や悩みを抱えています。それらの原因は「不明」とされることも多いのですが、**実は栄養不足から起こっているものもある**のです。

若い女性はダイエットでやせすぎることによる栄養欠乏も心配されます。「なんとなく不調」「いつも元気がない」という方はぜひご自分の栄養状態を考えてみてください。

## 赤ちゃんの一生を左右する？　妊婦さんの栄養不足

これも女性つながりの話になりますが、「妊婦さんの栄養」も私が本書でお伝えしたいことの一つです。

というのも「妊娠している女性の栄養状態」は赤ちゃんの成長に大きな影響を与えるからです。そして問題は**栄養欠乏になっている妊婦さんが少なくない**ということです。

栄養状態の悪いお母さんから生まれた子どもは心身の発達に問題が起こりやすいことが報告されています。実際に夜泣きやミルクの吐き戻しなど、赤ちゃんの「育てやすさ」も違うという声を耳にします。

さらに赤ちゃんが大人になってからも影響が及びます。

妊娠中に栄養不足の状態で過ごしたり、強いストレスを受けたりすると、おなかの赤ちゃんの遺伝子に「エピジェネティックな変化（遺伝子のどの部分を読み取るかが変わること）」が起こり、大人になって肥満になりやすかったり、高血圧になりやすくなったりすることがわかってきているのです。

**妊婦さんの栄養状態は、生まれてくる赤ちゃんの一生の体質を変えてしまうほどの大きな影響力を持ちます。**さらにエピジェネティックな変化は次の世代にも受け継がれてしまいます。

ですから**妊娠の可能性がある女性は、必ずご自身の栄養状態の見直し・改善を行っていただきたい**と思います。

食生活を改善し栄養状態を整えることは今日始めて明日結果が出るものではありません。数カ月～1年間かけて改善していくことが理想です。

赤ちゃんの一生を左右することですから、ぜひ真剣に取り組んでいただきたいと思います。なお妊娠中の栄養については179ページで述べたことを参考にしてください。

## 上手に手抜きして自分で料理をする

では栄養状態を良くするためにどうすればいいのでしょうか。

**おすすめしたいのは、「料理」です。旬の食材を使って料理する機会を増やすということ**です。

意外に思われるかもしれませんが、それが栄養状態の改善のためにはもっとも簡単で、もっとも効果がある方法です。日常の食事なら、そんなに凝ったものや時間のかかるものでなくていいのです。包丁を扱うのに慣れていなくても大丈夫。ネット上で探せば、キッチンはさみなどを活用する、おいしい手抜き料理の作り方がたくさん見つかります。

**サプリメントに投資するお金があるなら、その分を八百屋さんと魚屋さんに使ってください。**

先に述べたように健康に暮らす食生活のポイントは、なるべく加工食品に頼らないことです。どうしても忙しいときや体調が優れず調理ができないときは仕方がないでしょうが、基本はいい素材を選んで自分で手作りすることだと思います。

サプリメントはあくまで、仕事が忙しかったり、いろいろな事情で栄養バランスが保てなかったりする状況、あるいは体調が優れない場合に手軽に栄養補給できる便利な緊急ツールとして用いるのが、正しい付き合い方だと思います。

## 今の現実を招いたのは、あなたが長年食べてきたものと、長年の運動習慣……

「このサプリメントさえ飲めば、好きなものを食べて運動もせずに、楽々ダイエットができる！」

魅力的なキャッチコピーです。

でも、こんなコピーに踊らされてサプリメントをうっかり買ってしまったら、あなたも「残念な消費者」の仲間入り。不誠実なメーカーに「しめしめ……」と思われているはずです。

人間は誰でも自分の習慣を変えるのはおっくうなもの。「健康に不安はあるけれど、できることなら、好きなものを好きなように食べ、つらい運動などをすることなく、健康な体を取り戻したい、元気になりたい」と願う気持ちはよくわかります。

でも、**あなたの今の現実を招いたのは、あなたが長年食べてきたものと、長年の運動習慣**にほかなりません。**原因から目をそらして、安易な解決策に飛びついても、決して望ましい結果にはつながりません。**食事を見直すことと、コツコツ運動することが健康への唯一の道のりです。

# ②身体の仕組みを知れば必要な栄養素がわかる

## なぜ私たちは体に負担をかける生活をしてしまうのか

現代人の私たちが身体に負担をかける生活をしてしまう理由は二つあります。

**一つめは、私たち人類が進化してきた環境と、現代日本の環境が大きく変わってしまっていること**です。

私たちが好ましいと感じている食べ物や運動とのかかわり方は、「祖先が生き延びるために適応してきた」ものです。

狩猟採集民として暮らしていた私たちのご先祖さまたちは、次はいつ食べ物を得られるかわかりませんから、食べ物を得られたときにはできるだけたくさん食べて栄養を取り込むことが大切でした。ごくまれに手に入る糖質たっぷりの甘い食べ物は、ものすごいご馳走だったに違いありません。

また、獲物や食べられる植物を探して歩き回る必要がありますから、日常的に運動することが前提で体ができています。そして、運良く食べ物が得られたときは、次に食べ物を得られるまで、栄養を脂肪としてしっかり体に蓄積するための仕組みを備えています。

それに対して、今の便利な社会では、食べ物を得るために歩き回る必要はありません。ご先祖様と比べて運動をする必要性がきわめて少なくなっています。そして、甘くておいしいスイーツも簡単に手に入ります。

つまり、何も考えずに暮らせば、現代人は過食（特に糖質）＆運動不足の生活をしてしまいがちなのです。

## 身体の基本的なメカニズムを知らないことの弊害

**二つめは、私たち自身の身体の仕組みについての知識が「断片的、かつ偏ったもの」になっている**ことです。

これは、多くの方が身につけている健康知識の多く（というかほとんど）が、サプリメントや健康食品、健康器具の売上を上げようとして企業が広めている情報から得たものになっているためだと考えられます。

すでに述べたように、お金を払わずに得られる情報は、その発信者が「目的」を持って手間や費用を負担したもの。本当に私たちの身体に役立つ情報なのか、大いに疑わしいと考えざるを得ません。

健康に関心を持つのは素晴らしいことですが、身体の基本的なメカニズムについての理解がないと、メーカーが業績向上のために発信した薄っぺらなキャッチコピーや情報にたやすくだまされてしまいます。

これを修正するためにおすすめなのは、**自分でお金を払って、「サプリメントの販売を目的にしていない人」がまとめた情報に触れること**です。その意味で本書を購入してくださった方は大正解だと思います。

以下、健康の土台となる知識をまとめます。

## 知っておきたい、身体の仕組みと栄養素の働きの基礎

ダイエットには糖質制限が良いとか、たんぱく質が大切だからプロテインがおすすめだとか、オメガ3系脂肪酸が大切だから○○油をサラダにかけて食べるべきとか、いろいろな情報が飛び交っています。

でも、こうした情報は本当に正しいのでしょうか？　そして、私たち全員に役立つのでしょうか？　少し立ち止まって、これらの栄養素が私たちの体内でどのような働きをしているのか、基本のところを押さえておきましょう。

どなたでもご存じの五大栄養素。糖質・たんぱく質・脂質・ビタミン・ミネラルの5種類ですね。

それぞれの働きによってグループ分けすると、以下のようになります。

## 五大栄養素の働き

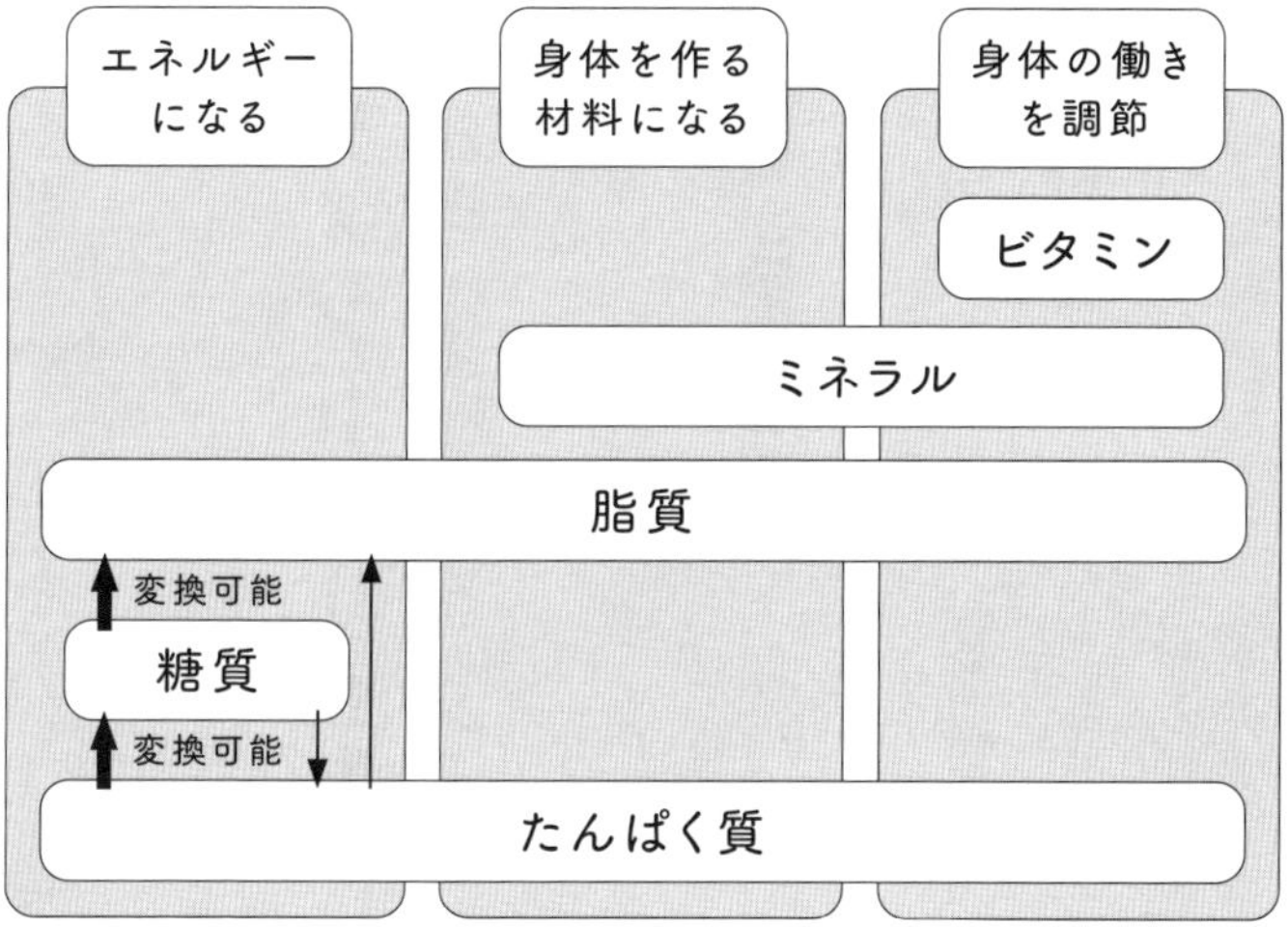


著者作成

・**エネルギーになるもの**　糖質・たんぱく質・脂質
・**身体を作る材料になるもの**　たんぱく質・脂質・ミネラル（の一部）
・**身体の働きを調節するもの**　たんぱく質・脂質・ビタミン・ミネラル

そして、これら三つの働きは、お互いに密接に関係しています。**「エネルギーになるもの」・「体を作る材料になるもの」・「体の働きを調節するもの」が絶妙なハーモニーで健康を支えてい**

ることを、ぜひ知っていただきたいと思います。

## サプリメントよりも先に考えるべき、エネルギー産生を支える食事

### なぜ糖質が重要なのか

サプリメントに使われる主な栄養素は、ビタミンやミネラルです。これらは、一日に必要な量が「mg（ミリグラム：千分の一g）」や「μg（マイクログラム：百万分の一g）」単位の少量なので、小さなカプセルや粒の形状でも十分な量を摂ることができます。

一方、糖質・脂質・たんぱく質は、ビタミンやミネラルに比べて摂取するべき量がずっと多く、一日の必要量は「数十ｇ（グラム）」になります。当然、これらの大量に食べる栄養素が体に与える影響も大きなものになります。

体内でエネルギーになる、糖質・脂質・たんぱく質はそれぞれ性質が異なっています。

**この三つの中で一番注目していただきたいのは糖質**です。糖質は、甘みを感じる単糖類（ブドウ糖や果糖など）や二糖類（ショ糖、麦芽糖など）と、そのままでは甘くないデンプンなどの多糖類の総称です。

糖質に注目していただきたい理由は以下の通りです。

①消化や吸収が脂質やたんぱく質に比べて容易なこと
②脂質やたんぱく質に比べて細胞内で早くエネルギーに変換できること
③血糖値の変動により、体内のホルモンや自律神経の働きに影響を与えること

以下、説明していきましょう。

## あなたが甘いものを止められない理由

「甘いものが止められません」という女性は多いと思います。これは嗜好の問題もあるかもしれませんが、**多くの場合、「一刻も早くエネルギーを！」という身体の切実な求めによって「食べなくてはならない状態」になっているのかもしれない**のです。

脂質やたんぱく質を消化するためには、消化して細かい分子に分けたり、乳化（脂溶性の栄養素を親水性の細かい粒子にすること）したりして吸収を促進するための「消化液」が十分に必要です。ところが、胃腸の機能が低下している場合は消化液が十分に分泌されません。

さらに、細胞が脂質やアミノ酸（たんぱく質を構成する小さな分子）をエネルギーに変換するためには、細胞内の小器官である「ミトコンドリア」が円滑に機能する必要があります。ミトコンドリアがスムーズに機能するためには、「さまざまな種類のビタミンやミネラル」を必要とします。つまり、「ビタミンやミネラルの不足」があるとミトコンドリアの機能が低下してしまい、脂質やたんぱく質をエネルギーにすることが難しくなってしまうのです（２４３ページの図参照）。

**これらたんぱく質や脂質に比べると糖質は消化や吸収が容易**なのです。

さらに、糖質はミトコンドリアの機能が低下していたとしても、ミトコンドリアを使わない「解糖系」と呼ばれる仕組みで、効率は悪いながらもなんとかエネルギーに変換することができます。

つまり、**甘いものが止められない方は、消化・吸収機能の低下や、ビタミンやミネラルの不足によるミトコンドリア機能低下のために、糖質を食べないと必要なエネルギーが得られない状態に陥っている可能性が高い**といえます。

コラム｜**ミトコンドリアについて**

私たちの細胞に備わっているいろいろな小器官の一つであるミトコンドリア。遥か昔に別の生物が私たちの細胞に侵入し、共生関係が続いているとされています。

教科書の挿絵の記憶で、葉巻に似た形状のイメージを持っている方も多いと思いますが、最近の研究で、細胞内にはりめぐらされた網のような構造をしていることが明らかになっています。

このミトコンドリア、細胞内で私たちが生きていくために欠かせないエネルギー生産を担当してくれています。

脂肪やたんぱく質は、ミトコンドリアなしではエネルギーに変換できません。

また、糖質（ブドウ糖）はミトコンドリアなしでもエネルギーに変換できますが、その効率はミトコンドリアが関わる場合に比べて、約20分の1に過ぎません。ブドウ糖の一分子が完全にエネルギーに変換されると、エネルギーの塊であるATP分子が38個できるのですが、ミトコンドリアなしでは、たったの2個しかできないのです。

細胞がエネルギーを生産するに当たってとても頼りになるミトコンドリアは、スムーズに働くために、さまざまなビタミンやミネラルを要求します（243ページの図参照）。

つまり、ビタミンやミネラルをしっかり摂取していないと、ミトコンドリアの機能が低下して、脂質やたんぱく質をエネルギーに変換できず、糖質のエネルギー効率も大幅に低下し、エネルギー不足になってしまうのです。

もう一点、ミトコンドリアはエネルギーを作り出す際に、体内に取り込んだ酸素を活用するため、どうしても活性酸素が発生してしまいます。そのままでは、脂質でできた膜やエネルギーを作り出すためのたんぱく質がダメージを受けて、ミトコンドリアの働きも低下してしまいます。

活性酸素の害からミトコンドリアを守るためにも、抗酸化作用のあるビタミンCやビタミンE、抗酸化酵素の部品であるミネラル（鉄、亜鉛、銅、マンガン、セレンなど）をしっかり摂っておくことが大切です。

## 血糖値を安定させることの重要性

健康診断で必ずといっていいほど測定される「血糖値」。あなたは自分の値を知っていますか？

血糖値は血液に含まれる「ブドウ糖」の濃さのこと。mg／dℓ（ミリグラム・パー・デシリットル）という単位で表します。

正常な血糖値はおおよそ１００㎎／dℓです。これは１００ccの血液に１００㎎のブドウ糖が溶けている濃さです。多くの清涼飲料水は１００cc中に５ｇくらいの糖分を含んでいますから、血液に比べて50倍の濃さといえます。

さて、全身の細胞は「血液に溶けているブドウ糖」をエネルギー源として生きています。多くの細胞はブドウ糖のほか、脂質やアミノ酸もエネルギー源として使うことができますが、**赤血球だけは「ブドウ糖のみ」をエネルギー源**としています。

これは、赤血球がミトコンドリアを持たないため、脂肪やアミノ酸をエネルギー源として使えないからです。実は赤血球は、細胞の設計図であるＤＮＡを納めた核も持っていません。スムーズに毛細血管を通り抜け、全身にくまなく酸素を届けるために、核やミトコンドリアを捨ててコンパクトなサイズになっているのです。

だから赤血球が生きていくためにはブドウ糖が必要不可欠であり、そのための最適な血糖値が１００㎎／dℓ前後です。

**この血糖値、低すぎても高すぎても良くありません。**ブドウ糖にはたんぱく質を変質させてしまう作用（糖化といいます）があるため、**高血糖は全身の血管にダメージを与えてしまう**のです。これが「糖尿病」といわれる状況です。

一方、**血糖値が低すぎると、赤血球がエネルギー不足でダメージを受けてしまいます。**すると全身に酸素が供給されなくなってしまいますから、まさに生命の危機です。

## 血糖値が低すぎたり、高すぎたりする場合に起こること

**身体にとって、血糖値が低くなるのは一大事**なので、この事態に対応していろいろな反応が起こります。

交感神経の亢進や、血糖値を上げるために分泌される、アドレナリンやノルアドレナリン、コルチゾールなどのホルモンの作用によって、手や身体が震えたり、冷や汗をかいたり、心拍数が上がったり、不安感を感じたり、イライラしたり、頭が痛く

なったりします。これは、血糖値が下がっていることを示す「アラーム」でもあります。

食事や甘いものを食べてしばらくした後や、夕方に起こるこうした不快な状況は、血糖値が下がっていることが原因かもしれません。**「血糖値が安定していないことが、不調の原因になっていることが意外なほど多い」**という話は、栄養療法に取り組まれている先生方からよくお聞きするものです。

今では、血糖の動きを連続して測定できる簡易でお手頃な道具（アボット社FreeStyleリブレなど）がありますから、興味のある方は一度試してみてはいかがでしょうか。

**血糖値の低下が頻繁に起こる方は、血糖値が下がる前に糖質を含む補食（小さなおにぎりなど）を食べるなど、糖質の摂り方を工夫することで体調を安定させる**というアプローチもあります。栄養指導に詳しい医師に相談して取り組んでみてください。

一方、血糖値が高すぎる場合には、特に何も感じず、痛みなどもありません。ずっと飢えに備えて進化してきた人間の体には、血糖値が高いことに対してアラームを上げる仕組みが備わっていないのです。これが、気づかないうちに糖尿病が進行してしまう最大の原因だと考えられます。

ちなみにほとんどの健康診断では空腹時の血糖値だけを測っているので、「食後」の血糖値の状況はわかりません。

症状がなくても、食後の血糖値を測ってみると、びっくりするような高い値を示す方が多いので、一度測定してみることをおすすめします。

## 血糖値が維持できなくなると体は必死に糖を作ろうとする

肝臓には、ブドウ糖がたくさんつながった「グリコーゲン」という形で糖質が蓄えられています。ここからブドウ糖が最適なスピードで血液中に切り出されて血糖値を保っています。

問題は、**肝臓が血糖値を維持できる時間には限りがある**ということ。長くても12～18時間の絶食で肝臓のグリコーゲンは底をついてしまいます（ストレスで交感神経が亢進するなどの原因で肝臓へのグリコーゲンの蓄積が少ない場合は、もっと短時間で底をつきます）。

血糖値が維持できないとエネルギーの生産ができなくなってしまうため、エネルギー源として脂質を使うことになります。脂質は血液で運んで、体の各組織に取り込まれ、細胞内でエネルギーを取り出すのですが、糖質よりも大きな手間がかかります。なお、脂質をエネルギーに変換するには糖質も必要になるので、体内の糖質がなくなってしまうと、脂質からエネルギー生産する効率も低下します。脂質をブドウ糖に変換できれば良いのですが、残念ながら私たちの身体はそのような仕組みにはなっていないのです。

こうなると、身体は血糖値を維持するために、**身体を構成しているたんぱく質を分**

**解してアミノ酸からブドウ糖を作り出す**ことになります（糖新生といいます）。

つまり、**体内において、ある程度の糖質を保っておかないと、筋肉がどんどん細って行くことになる**わけです。

血糖値を一定に保つことがいかに大事か、おわかりいただけたでしょうか。

## サバイバルのための栄養

### 「たんぱく質の不足」はこんなに怖い

私たちの身体を構成する主要な成分であるたんぱく質は、先ほど述べたように「アミノ酸」がたくさんつながってできています。

アミノ酸には20種類あり、このアミノ酸が並ぶ順番によって、特有の形状を持ち、全身で欠かせない仕事をしています。筋肉も、内臓も、血管も、骨（体積の半分はたんぱく質）も、肌も、そして体内の代謝を支える酵素もすべてたんぱく質でできています。

前述のように、体内の糖質が底をついた場合には、体内のたんぱく質を取り崩して、アミノ酸をブドウ糖に変換して血糖値を維持します。

私たちの体は、たんぱく質↓糖質↓脂質と変換することはできるのですが、この逆は簡単には変換することができません。**まさに私たちの身体を土台から支えているのがたんぱく質なのです。**不足がないように、しっかり食べたいものです。

ではたんぱく質はどのくらい摂ればいいのでしょうか。人によって体格が異なるため、摂取量は一概にはいえませんが、**目安として一食あたり自分の手のひらほどの大きさの肉、魚、卵、大豆製品を食べると良い**とされています。

ただし、胃腸の機能が低下している方は要注意。食べているつもりでも消化や吸収ができていないかもしれません。

「しっかり食べているはずなのに、筋肉がつかない」という方や、血液検査でたんぱく質の量を示す「アルブミン」が低いという方は、胃腸の機能が低下している可能性があります。胃液の分泌具合を知るための「ペプシノーゲン」の検査や、ピロリ菌に感染していないかの検査をおすすめします。

また、薬が必要な症状が治まったのに、漫然と「胃酸を止める胃薬」を飲んでいる方は、医師・薬剤師に相談して、不要であればお薬を止めるのが良いと思います。場合によっては消化酵素や胃腸の機能をサポートする漢方薬も役に立つでしょう。

## 人類がサバイバルできたのは「脂質」のおかげ

体重を減らしたいと望んでいる方から目の敵にされている脂質。でも、脂質はあなたが余分に摂ってしまい、使い切れなかったカロリーを、軽く、コンパクトに畳んでくれているのです。

脂質は糖質に比べて、同じカロリーであれば半分以下の重量です。そして、水を弾きます。

もしも、余分なカロリーが糖質のままで蓄えられたとしたら大変です。糖質は脂肪に比べて倍以上の重量であることに加えて、水と馴染みやすい性質を持つからです。糖質は体内で「グリコーゲン」として蓄えられますが、グリコーゲンはそれ自体の3～4倍の水を含みます。グリコーゲン本体が100gとしたら、300～400gの水と結合して400～500gの重量になるわけです。

これを計算すると、脂肪というのは糖質に比べて10分の1近くまでコンパクトな状態になってエネルギーを蓄えてくれるということになります。

体重60kg・体脂肪率15%の人が体内に蓄えている脂質は9kgです。脂質は1g当たり9kcalのエネルギーに相当しますから、9kgの体脂肪のエネルギーは8万1000kcalになります。

この人が一日に必要とするエネルギーが2000kcalだとすると、体内の脂肪はおよそ40日間、命を支えられる量になります。もしも、同じ量のカロリーを糖質で蓄えようとすると、水分と合わせて「90kg」もの重さになってしまいます。

**私たちの祖先は、脂質のおかげで長期間にわたって食事ができなくても生き抜くことができた**わけです。

## 脂質の上手な摂り方

私たちの細胞を包んでいる**「細胞膜」もまた脂質でできた膜です。脂質がないと、私たちの身体を形作ることができません。**

脂質の中でもオメガ3系、オメガ6系と呼ばれる「不飽和脂肪酸」は「必須脂肪酸」と呼ばれています。不飽和脂肪酸は、必要に応じて体に炎症を起こしたり、炎症を鎮めたりする「シグナル」になる物質を作るための原料として不可欠な存在です。

特に**オメガ3系脂肪酸は現代の食生活では欠乏しやすいので、ナッツや魚を食事に取り入れて補給を心がけてください。**

ただし、不飽和脂肪酸は酸素や熱に弱く、すぐに酸化してしまいます。酸化した不飽和脂肪酸は逆に体に負担をかけてしまいますので、新鮮なものを摂るように心がけてください。冷蔵庫でも酸化は止まりませんので、大きなボトルで亜麻仁油やえごま油を購入するのは避けましょう。

また、体内でも不飽和脂肪酸は酸化します。酸化から身を守るために、ビタミンCやビタミンEなどの抗酸化力を持つ栄養素を一緒に摂取することをおすすめします。

## 「糖質制限」は、合っている人と合わない人がいる

ダイエットの方法として注目を浴びた**糖質制限食は、体質に合っている人とそうでない人がいます。**体重を落としたいからと、**「合わない人」が糖質制限に取り組むと、体調が悪くなる可能性があります。**

たとえば、肝臓にグリコーゲンが十分に蓄えられなかったり、筋肉が少なく糖新生が円滑に行われない、つまり「血糖調節」の苦手な体質の人は、「低血糖」による不調が起こるリスクがあるのです。

また、糖質制限食ではたんぱく質の摂取量が増えます。胃腸の機能が低下していたり、腸内細菌叢が乱れたりしている方の場合は、これによって腸内環境が悪化し、身体に負担をかけてしまうかもしれません。

さらに、糖質制限食では脂肪の摂取も増えます。摂取する油の選択と酸化を防ぐ配慮の重要性が増します。

加えて、米などの穀物の摂取量が減ることで食物繊維も減少しますので、腸内環境に悪影響を及ぼす可能性があります。

これらのことをまとめると、糖質制限に取り組んでも大丈夫なのは、**「肝臓に十分なグリコーゲンを蓄えることができ」、「筋肉量が十分で、血糖値を維持する力があり」、「胃腸がしっかり機能してたんぱく質が消化でき」、「脂質をきちんと選んで摂取し」、「抗酸化栄養素、食物繊維をきちんと摂取」している方**ということになります。

あなたは、どうですか？

## サプリメントが役立つ場面とは

いかがでしたか？　糖質・脂質・たんぱく質が、どのようにして私たちの身体にとって重要な働きをして、私たちの体を支えてくれているか、理解を深めていただけたと思います。

私たちが快適に過ごすためには、**「血糖値がちょうど良い範囲」**に収まって、**「食事による変動が穏やか」**であることに深い意味があること。それを支えるために、**「脂質」や「たんぱく質」が一緒になって、絶妙な仕組みで働いていること。**

実はサプリメントに頼る前に、これらの三大栄養素をきちんと摂ることがとても大事なのです。


そしてサプリメントの役割は、**これら三大栄養素が円滑に代謝され、エネルギーに変換されるようにサポートする「ビタミンやミネラルを補う」こと**にあります。

243ページの図は、糖質・脂質・たんぱく質をエネルギーに換えるために必要になるビタミンやミネラルをまとめたものです。

糖質に比べて、脂質やたんぱく質をエネルギーに変換するためには、驚くほど多くの種類のビタミンやミネラルが必要なことに気づかれると思います。

## 糖質・脂質・たんぱく質の代謝に必要なビタミン・ミネラル

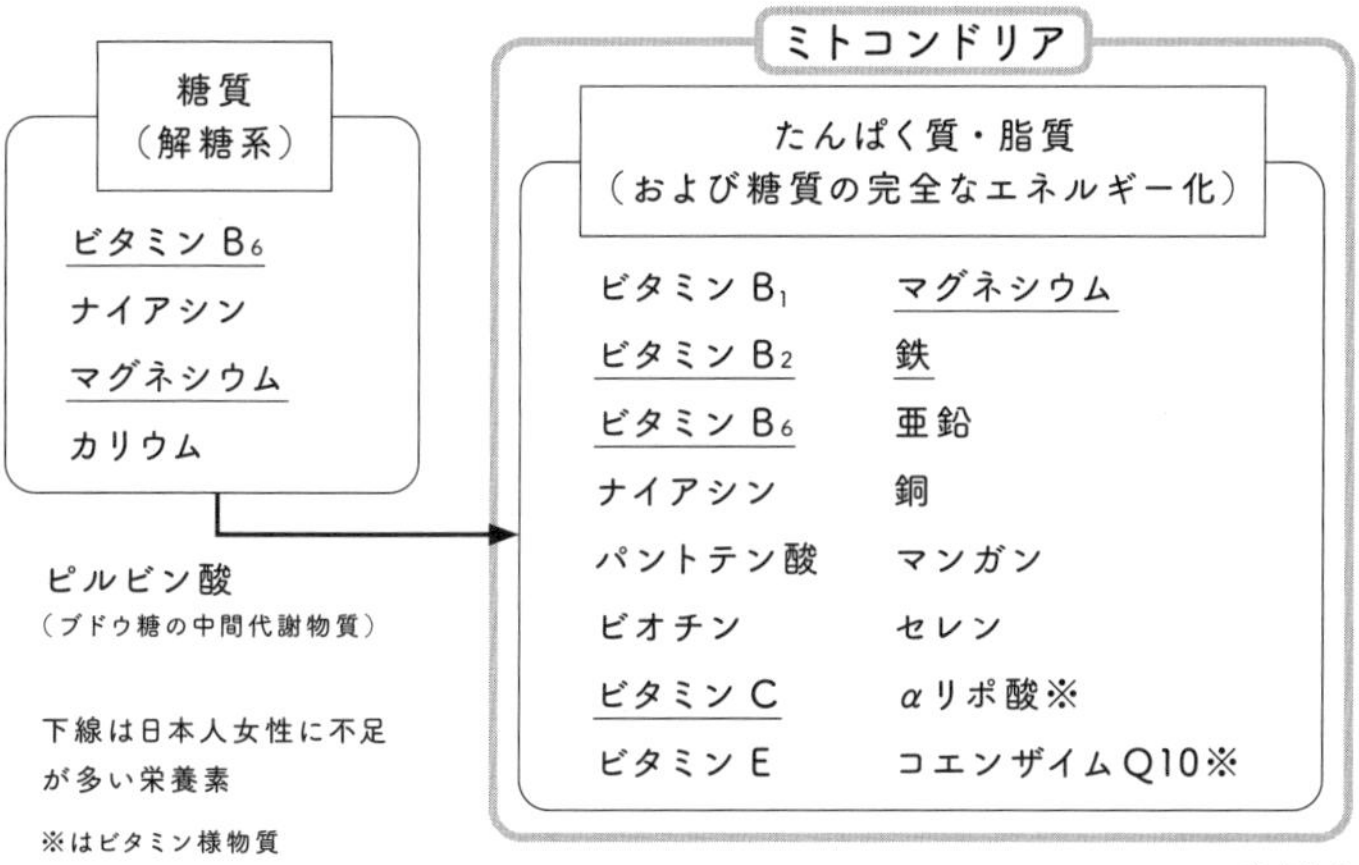


著者作成

先に若い女性の栄養不足について述べましたが、日本人女性は年代を問わず、鉄をはじめ、マグネシウム、ビタミン$B_2$、ビタミン$B_6$、ビタミンCなどが不足している人が多いことがわかっています。

　ということは、ビタミン・ミネラルの不足ゆえに脂質やたんぱく質を扱うのが「苦手」で、そのために、エネルギーを糖質に頼ることになってしまっていると考えられます。

　そしてサプリメントは、これらの不足しているビタミン・ミネラルを効率良く補うことで、体調の改善（エネルギーの生産効率アップ）を早める目的で使うのが本来の利用法といえるのです。

こうした基本的な身体の仕組みや栄養素の働きを知りたい方におすすめなのは、実は**「高校の生物の教科書」**です。高校に入学しなくても、書店やアマゾンで購入できますから、ぜひ目を通してみてください。今の教科書はカラフルで、眺めていても楽しいものが発行されています。**お値段も、変なサプリメントを買うよりずっと安い**はずです。

# あとがき

医師・歯科医師専門のサプリメント会社・ヘルシーパス社をスタートして、あっという間に18年経ちました。

起業の当初は、医師・歯科医師の先生方の中で診療にサプリメントを活用しようと考える方はごく少数で、なかなか話を聴いていただけませんでした。今でも、サプリメントを活用してくださるドクターは少数派ではありますが、昔に比べると着実に増えてきています。

この状況を受けて、ヘルシーパス社では改めて「医師・歯科医師の10％が、当たり前に患者さんの栄養状態に着目し、根本治療や予防医療に取り組んでいる状態を作ろう」というビジョンを掲げて活動するようになりました。

ドクターにお目にかかって栄養素の働きのことをお話しすると、「田村君、良いことを教えてもらった。ありがとう！」とお礼をいわれることがよくあります。それに対して「先生、でも今お話ししたことは、大学の生化学の教科書に書いてありますよ」と申し上げると、「あっ！　ホントだ！」とビックリなさるケースがとても多いです。

世間には「医学部で栄養のことを学べないのが問題だ」という意見があるのですが、これは正しくありません。どの大学の医学部でも医学の基礎として生化学の講義が行われていて、栄養素が体内でどのような働きをしているのかを学ぶ機会が提供されているのです。

ところが多くの場合、生化学は1年生、2年生で学ぶカリキュラムになっていて、医学生からすると「臨床に役立つ実感が持てず、膨大な暗記を強いられる嫌いな科目」に位置付けられてしまっているようです。

そして、より臨床に直結する講義に進むに従って、生化学の知識は記憶の奥底にしまい込まれ……。

しかし、一度臨床を経験したドクターが、なかなか改善しない患者さんを助けるための情報を求めて生化学の教科書を改めて読み直すと、「これは、宝の山だった！」と気づいてびっくりなさいます。

栄養のアンバランスが原因で失調している患者さんに対しては、必要な栄養を補給してもらうことが、もっとも切れ味良く、根治を目指せるアプローチです。

この「生化学の臨床活用」の有用さを再発見してくださるドクターが一人でも増えてくれることを私たちは強く願っています。

また同時に本文にも書いたように、売上と利益を最重要と考えているサプリメント・メーカーや、マスコミ、ネットの情報に振り回されて、多数の方が不誠実なサプリメントを購入してしまう状況の改善も願って止みません。

サプリメントが大好きな方から「どのサプリメントを飲めば良いですか？」と質問

されることは多いのですが、この考え方はいささか危険です。

今の自分が置かれた状況は、「今までの自分の振る舞い」が招いた結果にほかなりません。「自分は何も変えずに、良い結果だけほしい」という考えは、売上至上主義のメーカーに付け込まれるスキを作ってしまいます。

幸せな未来を望むなら、「良い未来の原因になること」を今日行いましょう。

健康を望むなら、「必要な栄養素をしっかり摂れる食事」「筋肉、骨格、循環器機能を維持する運動」「休養とストレス対策」を実践することです。

サプリメントは、必要な栄養素を効率的に摂るための便利なツールにすぎません。楽して自分の悩みを解消してくれる魔法のカプセルを求めると、不誠実なサプリメントを手にして残念な結果に終わることになりかねません。

急速に進む少子高齢化や人口減少、経済の先行きの不透明さなどを背景に、私たちの不安感や健康面の悩みを煽《あお》ってサプリメントを販売しようと考える企業は後を絶ちません。

こうした存在に対応するには、購入する側が「眼力」を磨くことが一番効果的です。ぜひ、本書を活用してサプリメントの正体を見抜ける人になってください。

市場で一番強い立場にいるのは最終的に「お金を払うユーザー」です。そして、買い物は、素晴らしい商品、志のあるビジネスをしている企業への投票といえます。私たちが誠実な商品を選んで買うようにすれば、売上至上主義の企業は利益を上げられず、市場からの退場を余儀なくされます。これは社会を良くしていくことにつながります。

結局、自分の身を守る最高のサプリメントは、「私たち自身の知識と眼力」です。本書を読んでくださったみなさんが、良い選択をして社会を良いものにしていってくださることを心から願っています。

18年前に会社をスタートするときから、たくさんの方々に支えられてきました。「良いサプリメントを作って提供してほしい」と願って出資してくださった株主のみなさま。怒りっぽくて察しが悪く、片付けが下手な欠点だらけの私をサポートしてくれている会社のスタッフたち。日本中においでの、生化学を臨床で活用して当社のサプリメントを役立ててくださっている医療機関の先生方やスタッフのみなさま。サプリメントの性能や品質を向上させるための無茶な要望をしっかり受け止めて実現してくださる製造工場の方々。確実にドクターや患者さんの手元までサプリメントを運んでくださる宅配便の方々。

この場を借りて、支えてくださっているみなさまにお礼を申し上げたいと思います。

全国にお客様がいらっしゃることから、個人的にはどうしても出張や外食が多い生活になりがちです。起業からずっと負担をかけてきた妻や子どもたちにもこの場を借りてお礼をいわせてください。

そして、元気に仕事ができる体と幼少期からいろいろな学びの機会を与えてくれた両親にも感謝を伝えたいと思います。

最後に、この本を出版する機会をくださり、多大なお力添えをくださった東洋経済新報社の南翔二さん、宮崎奈津子さん、編集協力いただいた高橋扶美さんにも心からお礼を申し上げます。

一人でも多くの方が健康を取り戻し、ドクターが達成感を持てますように。

株式会社ヘルシーパス　代表取締役社長

田村　忠司

＊ヘルシーパスのサプリメントは、基本的に医療機関または医療機関のご紹介を受けた方向けにお届けしています。当社に直接お問い合わせいただいても、対応できかねますので、ご了承ください。ご自身の栄養状態を改善するために、どうしてもヘルシーパスのサプリメントを入手なさりたい場合は、お取り扱いの医療機関をインターネットで探してご相談ください。「お住まいの市町村名」と「ヘルシーパス」で検索すると見つかることが多いです（うまく行かない場合は、近隣の規模の大きな市名で検索してみてください）。

# 参考文献


安部司『食品の裏側』（東洋経済新報社）

阿保義久『アンチエイジング革命』（講談社）

生田哲『心の病は食事で治す』（PHP新書）

石神昭人『ビタミンCの事典』（東京堂出版）

石田清隆『人生を好転させる2-week鉄活』（幻冬舎）

糸川嘉則『栄養補助食品』（金芳堂）

糸川嘉則編集『ミネラルの事典』（朝倉書店）

ウィルソン、ジェームズ・L著、本間龍介監修、本間良子訳『医者も知らないアドレナル・ファティーグ』（中央アート出版社）

大櫛陽一『コレステロールと中性脂肪で、薬は飲むな』（祥伝社新書）

大﨑茂芳『コラーゲンの話』（中公新書）

奥山治美、國枝英子、市川祐子『油の正しい選び方・摂り方』（農山漁村文化協会）

小内亨『お医者さんも戸惑う健康情報を見抜く』（日経BP社）

香川靖雄編著『時間栄養学』（女子栄養大学出版部）

釜池豊秋『糖尿病の新常識　糖質ゼロの食事術』（実業之日本社）

久保明『サプリメントエビデンスブック』（じほう）

久保明監修『アンチエイジングビジュアルテキスト』（学研）

小浦ゆきえ『子宝サプリ』（自由国民社）

古賀泰裕編集『医科プロバイオティクス学』（シナジー）

小若順一、国光美佳『脳にも悪い！違反食品』（三五館シンシャ）

近藤正二『新版　日本の長寿村・短命村』（サンロード出版）

斎藤一郎『口からはじめる不老の科学』（日本評論社）

斎藤糧三『サーファーに花粉症はいない』（小学館）

佐々木敏『食事摂取基準入門』（同文書院）

佐々木敏『データ栄養学のすすめ』（女子栄養大学出版部）

佐々木敏『栄養データはこう読む！　第２版』（女子栄養大学出版部）

サルウェー、Ｊ・Ｇ著、西澤和久訳『一目でわかる医科生化学』（メディカル・サイエンス・インターナショナル）

清水孝雄監訳『イラストレイテッド　ハーパー・生化学　原書 30 版』（丸善）

下村吉治編集『サプリメントのほんととウソ』（ナップ）

シン、サイモン、エツァート・エルンスト著、青木薫訳『代替医療のトリック』（新潮社）

鈴木継美、和田攻編『ミネラル・微量元素の栄養学』（第一出版）

セオドサキス、ジェーソン著、橋本三四郎日本語版監修、荒井稔訳『あきらめないでひざの痛み』（ランダムハウス講談社）

瀬名秀明、太田成男『ミトコンドリアのちから』（新潮文庫）

高橋通『40歳からの正しい予防医学』（ダイヤモンド社）

田川邦夫『からだの働きからみる代謝の栄養学』（タカラバイオ）

田中文彦『忙しい人のための代謝学』（羊土社）

ツィンマーマン、M著、井川正治総監訳『微量栄養素小事典』（西村書店）

永田和宏『タンパク質の一生』（岩波新書）

日本医師会監修『いわゆる健康食品・サプリメントによる　健康被害症例集』（同文書院）

日本医師会、日本薬剤師会、日本歯科医師会総監修『健康食品・サプリメント〔成分〕のすべて』（同文書院）

# 参考文献


日本ビタミン学会編集『ビタミンの事典』（朝倉書店）

ハギンズ、ハル著、田中信男訳『本当に怖い歯の詰め物』（ダイナミックセラーズ出版）

橋詰直孝編著『エキスパートのための　ビタミン・サプリメント』（医歯薬出版）

ハル、ジャネット・スター著、吉田三知世訳『スイート・ポイズン』（東洋経済新報社）

姫野友美『心療内科に行く前に食事を変えなさい』（青春出版社）

福井透編著『薬剤師がすすめるビタミン・ミネラルの使い方』（丸善）

藤本大三郎『酵素反応のしくみ』（講談社ブルーバックス）

米国栄養評議会編、細谷憲政翻訳監修『ビタミンとミネラルの安全性』（健康産業新聞社）

Berg, J.M., J.L., Tymoczko, L. Stryer 著、入村達郎ほか監訳『ストライヤー　生化学　第 6 版』（東京化学同人）

ホッファー、A 著、大沢博訳『統合失調症を治す』（第三文明社）

真野博『コラーゲン完全バイブル』（幻冬舎）

南清貴『じつは体に悪い 19 の食習慣』（ワニブックス PLUS 新書）

宮澤賢史『医者が教える「あなたのサプリが効かない理由」』（イースト・プレス）

矢吹拓編集『症例から学ぶ栄養素欠乏』（南山堂）

山本典子、山本義徳監修『歯科でできる実践栄養指導』（デンタルダイヤモンド社）

米井嘉一『「糖質ダウン」であなたは一生病気にならない』（日本文芸社）

渡邊昌『栄養学原論』（南江堂）

渡辺雄二『体を壊す 10 大食品添加物』（幻冬舎新書）

『高等学校生物基礎』（啓林館）

【著者紹介】
**田村忠司**（たむら　ただし）
株式会社ヘルシーパス代表取締役社長。
1965年生まれ。富山県出身。1988年東京大学工学部産業機械工学科卒業。同年、株式会社リクルートに入社。10年間にわたり、通信事業を中心に経営戦略、新規事業立案、マーケティング戦略立案に従事。1998年「日本老化制御研究所」を擁する日研フード株式会社に入社。取締役経営企画室長、サプリメントの製造子会社の代表取締役社長として活動。2006年「医療従事者が自信を持って使えるサプリメントを提供してほしい」という医師、薬剤師からの要請と出資を受け、医療機関専門サプリメーカー、株式会社ヘルシーパスを設立。栄養療法に取り組む医師・歯科医師へのサポート・情報提供のため、日本全国を飛び回り、楽しく仕事に取り組んでいる。著作に『サプリメントの正体』（東洋経済新報社）、『健康長寿の栄養学ハンドブック』（共著、日本アンチエイジング歯科学会編：草隆社）、『自由診療・サプリメント導入実践マニュアル』（共著、医業経営研鑽会編：日本法令）がある。

【新版】サプリメントの正体

2024年10月29日発行

著　者――田村忠司
発行者――田北浩章
発行所――東洋経済新報社
〒103-8345　東京都中央区日本橋本石町1-2-1
電話＝東洋経済コールセンター　03(6386)1040
https://toyokeizai.net/

ブックデザイン…大場君人
ＤＴＰ………アイランドコレクション
編集協力……高橋扶美
印　刷………ベクトル印刷
製　本………藤田製本
編集担当……宮崎奈津子
　Printed in Japan　ISBN 978-4-492-22421-2